Carlos André Prauchner

Factores que afectam e regulam a síntese e a atividade das celulases

Carlos André Prauchner

Factores que afectam e regulam a síntese e a atividade das celulases

Foco principal na fermentação ruminal e aplicações biotecnológicas

ScienciaScripts

Imprint
Any brand names and product names mentioned in this book are subject to trademark, brand or patent protection and are trademarks or registered trademarks of their respective holders. The use of brand names, product names, common names, trade names, product descriptions etc. even without a particular marking in this work is in no way to be construed to mean that such names may be regarded as unrestricted in respect of trademark and brand protection legislation and could thus be used by anyone.

Cover image: www.ingimage.com

This book is a translation from the original published under ISBN 978-620-2-31950-8.

Publisher:
Sciencia Scripts
is a trademark of
Dodo Books Indian Ocean Ltd. and OmniScriptum S.R.L publishing group

120 High Road, East Finchley, London, N2 9ED, United Kingdom
Str. Armeneasca 28/1, office 1, Chisinau MD-2012, Republic of Moldova, Europe
Printed at: see last page
ISBN: 978-620-8-12478-6

INTRODUÇÃO

No âmbito da Bioquímica é muito bem reconhecido que uma série de fatores podem afetar a atividade enzimática (Nelson e Cox, 2010). Especificamente, na Ciência Veterinária é igualmente conhecido que a microbiologia ruminal e a fermentação também sofrem efeitos de alguns factores ambientais (Prauchner, 2018). Impactos negativos que afetam a população ruminal podem causar alterações na proporção de bactérias celulolíticas e não celulolíticas, provocando assim mudanças no perfil de produção de ácidos graxos voláteis (AGV) e no desempenho animal (Russel e Dombrowski, 1980; Grant e Weidner, 1992; Allen, 1997; Le Liboux e Peyraud, 1999; Weimer et al., 1999; Haddad e Grant, 2000). Alternativamente, as alterações nos padrões fermentativos podem conduzir a condições que selecionam determinado tipo de bactérias, mais resistentes a alterações nas condições ambientais e mais adaptadas a flutuações na taxa e/ou tipo de substratos que entram no rúmen (Maiorino et al., 2001). De maneira geral, um dos alvos de seleção do que ocorre no ambiente ruminal são as enzimas (síntese/atividade) que os microrganismos abrigam e que são mais ou menos susceptíveis a alterações nas caraterísticas químicas e físicas do fluido ruminal. Microrganismos mais resistentes a mudanças de pH e mais dinâmicos na utilização de diversos substratos apresentam vantagens competitivas em relação aos menos capazes de crescer e sobreviver sob essas condições desafiadoras (Russel e Dombrowski, 1980; Russel e Baldwin, 1979).

Obispo e Dehority (2002) relataram que cofatores inibitórios liberados por bactérias poderiam deprimir o número de fungos celulolíticos no rúmen de ovelhas, e a freqüência de alimentação (6 vezes por dia) poderia aliviar esta repressão pelo efeito de diluição. Da mesma forma, foi relatado que *o Streptococcus bovis* é capaz de produzir um fator proteico (bovicina), que inibe o crescimento de outros microrganismos no rúmen, principalmente os celulolíticos (Russell e Mantovani, 2002).

No entanto, para além destes factores biológicos intrínsecos, a flora ruminal é afetada por caraterísticas químicas e físicas do fluido, tais como: i) variação nas concentrações de substratos, sais e produtos finais do processo de fermentação; ii) variações no pH do líquido ruminal; iii) efeitos do tempo médio de retenção (TMR), velocidade de lavagem dos microrganismos do rúmen para o retículo e frequência da alimentação; e iv) algum efeito da temperatura, que é ligeiramente mais elevada no rúmen durante a fermentação. É desejável que, na medida em que os substratos são ingeridos e o processo fermentativo é iniciado, ocorra uma absorção imediata de AGV para evitar a acumulação de produtos finais no rúmen. Neste momento, os microrganismos celulolíticos podem sofrer efeitos tanto de indutores quanto de inibidores da síntese de enzimas celulolíticas, cujas bactérias, fungos e protozoários estão diluídos no meio. Assim, o principal objetivo deste livro é delinear os factores que afectam a atividade e expressão das celulases, principalmente no que diz respeito às enzimas fibrolíticas sintetizadas pelos microrganismos da flora ruminal.

CAPÍTULO 1

FACTORES QUE AFECTAM A ACTIVIDADE DAS CELULASES

1.1 - Introdução

São muitos os factores que afectam a atividade das celulases. Estes incluem, principalmente, factores físicos e químicos, tais como: i) o valor do pH do meio/tampão; ii) a osmolalidade do fluido em que a enzima é diluída e onde actua (força iónica do meio/tampão); iii) a temperatura; iv) a necessidade de moléculas inorgânicas, como iões metálicos (cofactores), ou de compostos orgânicos (coenzimas), ou ambos; e v) o tempo médio de retenção ou tempo de incubação. Estes factores serão discutidos a seguir.

1.2 - pH

É bem reconhecido que o baixo pH do fluido ruminal deprime a hidrólise da celulose ou a fermentação da fibra, especialmente se abaixo de 6,2-5,8 (Grant e Weidner, 1992; Mould et al., 1983; Shriver et al., 1986; Russel, 1987; Grant e Mertens, 1992). O crescimento das principais bactérias ruminais parece não ser afetado até pH 5,7, mas foi completamente inibido a pH 5,3 (Russel, 1987). No entanto, foi demonstrado *in vitro* que as bactérias celulolíticas ruminais podiam até fermentar a celulose num intervalo de pH de 5,1-5,3, mas a magnitude da fermentação era aumentada pela cocultura com bactérias não celulolíticas (Mourino et al., 2001). Hu e colaboradores (2005) demonstraram que a taxa de hidrólise da celulose por microrganismos ruminais testados *in vitro* foi potenciada pelo aumento do pH do meio de 6,0 para 7,0, enquanto que a pH 5,5 não houve degradação. Segundo eles, a faixa de pH que levou à maior hidrólise da celulose foi de 7,0-7,5. Russel e Wilson (1996) demonstraram que as espécies predominantes de bactérias celulolíticas ruminais não crescem abaixo de pH 6,0, enquanto o pH ótimo necessário para potenciar a hidrólise da celulose parece ser de 6,6 (Mourino et al., 2001). Do mesmo modo, o pH ótimo para o crescimento máximo de *Butirivibrio fibrisolvens* situava-se entre 6,3 e 6,5 (Allen, 1997). Tendo em conta que o pH médio do fluido ruminal do gado leiteiro em lactação variou entre 6,60 e 5,51 (Allen, 1997) ou entre 6,8 e 5,5 (Le Liboux e Peyraud, 1999) durante 24 horas do dia, é provável que, em determinadas condições ou ao longo de um período do dia, o pH ruminal possa afetar negativamente a degradação da celulose através da redução da atividade da celulase. Para além da redução do crescimento, da diminuição da viabilidade dos celulolíticos e da desvantagem na competição com microrganismos tolerantes aos ácidos (Therion et al., 1982), as flutuações do pH ruminal abaixo de determinados valores podem afetar negativamente a atividade do complexo celulase.

A celulase é uma designação geral de algumas enzimas que apresentam atividade fibrolítica. Pensa-se que o complexo da celulase é constituído por, pelo menos, três actividades enzimáticas catalíticas, que são: endo-β-1,4-glucanase (EC 3.2.1.4), vulgarmente designada por carboximetilcelulase (CMCase); celobiohidrolases, ou seja exo-β-1,4-glucanase (EC 3.2.1.91) (para as extremidades não redutoras) e 1,4-β-celobiosidase (EC 3.2.1.176) (para as extremidades redutoras); e β-1,4-glucosidase (EC 3.2.1.21), também conhecida como celobiase ou β-glucosidase. Actuam sinergicamente na degradação da celulose amorfa e cristalina e na clivagem das ligações β-1,4 que unem a porção de celobiose para libertar glucose livre, respetivamente (Krause et al., 2003). Além disso, acredita-se que o complexo que contém estas actividades enzimáticas de uma forma integrada é crucial para permitir uma boa velocidade e extensão da hidrólise da celulose (Lynd et al., 2002). Assim, os factores que afectam a dobragem tridimensional do complexo podem diminuir e/ou inibir a sua atividade enzimática intrínseca.

Pettipher e Latham (1979) testaram enzimas fibrolíticas expressas por *Ruminococcus flavefaciens*, estirpe 67, e referiram que a atividade da avicelase era mais elevada numa gama de pH de 6,4-6,6, enquanto a CMCase era óptima a pH 6,4. Gardner e colaboradores (1987) purificaram e caracterizaram uma exo-β-1,4-glucanase de *Ruminococcus flavefaciens* FD-1. Esta enzima apresentou um pH ótimo de 5,0 para a sua atividade máxima. Ohmiya e colaboradores (1982) purificaram e caracterizaram uma celobiohidrolase de *Ruminococcus albus*. Testaram-na contra o substrato p-nitrofenil-β-D-celobiosídeo e mostraram uma atividade mais elevada a pH 6,8. A sua estabilidade máxima foi observada em valores de pH entre 5,5 e 8,0 quando a enzima foi armazenada durante 15 horas em tampões ajustados a estes valores de pH.

Huang e Forsberg (1988) purificaram e caracterizaram uma celobiosidase (exoglucanase) de *Bacteroides (Fibrobacter) succinogenes* S85 estimulada por Cl^-. Quando testada com o substrato *p-nitrofenil-β-D-celobiosídeo*, na presença de 0,2 M de NaCl e a 39°C, apresentou um pH ótimo de 6,2.

Aung e colaboradores (2001) avaliaram os parâmetros cinéticos de *Trichoderma reesei* (*viride*). Descreveram que o pH ótimo para a atividade da celulase contra substratos de celulose solúvel, carboximetilcelulose (CMC), fibra de algodão e papel de filtro era de 6,4. Iqbal e colaboradores (2011) purificaram uma estirpe de *Trichoderma reesei* e caracterizaram os parâmetros ambientais e cinéticos da sua celulase contra a celulose contida na palha de trigo. Relataram que essa celulase apresentava uma massa molecular de 58 kDa e que a sua atividade de CMCase, quando avaliada em meios com pH entre 4,0-10,0, era completamente ativa numa vasta gama de pH (5,0-8,0) e apresentava uma atividade óptima de 155 U/ml a um valor de pH de 8,0. Taha e colaboradores (2014) testaram celulases de *Trichoderma reesei* contra CMC numa gama de pH de 3,0-9,0. Relataram que as celulases eram completamente activas numa vasta gama de pH (4,0-9,0) e mostraram uma atividade óptima a um valor de pH de 6,0. Um aumento adicional do pH a partir do valor ótimo (pH 6,0) levou as celulases a uma tendência para a diminuição da atividade catalítica.

Prauchner e colaboradores (2013) trabalharam com enzimas fibrolíticas extraídas de microrganismos ligados a amostras de azevém incubadas por 24 horas no rúmen de um bovino. Avaliaram a atividade da CMCase através da medição dos açúcares redutores. Esta representa, portanto, a atividade da endoglucanase. Num ensaio para avaliar o efeito do pH, o fluido contendo enzimas foi incubado com CMC a 0,1%, 0,4 mM de cálcio, a 39°C, com agitação, durante 240 minutos. Os investigadores observaram que a atividade mínima se situava a pH 8,0, correspondendo a cerca de 1/3 da atividade máxima atingida a um intervalo de pH de 5,4-6,1 (Figura 1.1).

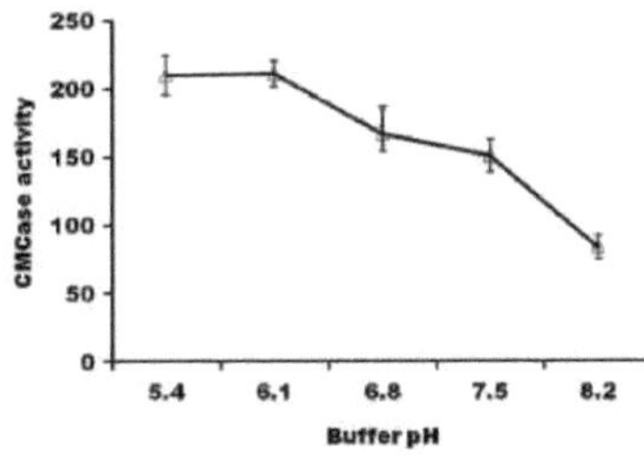

Figura 1.1 - Atividade da carboximetilcelulase (CMCase) (µmol equivalente glicose mg/proteína) avaliada com amostras de volumoso incubadas intraruminalmente por 24 horas e extraídas por sonicação utilizando tampões com diferentes valores de pH. Os valores são a média ± erro padrão da média (n= 27 por tratamento). Efeitos quadráticos (p < 0,05) para a atividade enzimática. Adaptado de Prauchner e colaboradores (2013).

Entretanto, Raweesri e colaboradores (2008) purificaram e caracterizaram uma α-L-arabinofuranosidase de *Streptomyces* sp. PC22, uma bactéria termoalcalifílica. Observaram que era estável num intervalo de pH de 5,5 a 7,0, com uma atividade óptima a 6,0-6,5. Até reteve 70% e 20% de atividade a pH 8,0 e 9,0, respetivamente. Zhang e colaboradores (2012) purificaram e caracterizaram uma celulase de uma bactéria alcalifílica e halofílica *Bacillus* sp. BG-CS10. Esta bactéria foi isolada de um lago salgado no Tibete. A celulase foi testada como celobiohidrolase contra o substrato CMC (5 mg/ml), a 35°C na ausência e a 55°C na presença de 2,5 M de NaCl, com 50 mM de tampão Tris-HCl numa gama de pH de 4,0 a 11,0, durante 30 minutos. Os autores observaram que a enzima apresentou atividade máxima em pH de 5,0 para ambos os casos. Com 2,5 M de NaCl reteve 50% da atividade entre pH 4,5 e 9,2, sugerindo a sua estabilidade numa gama de pH bastante ampla.

Yang e colaboradores (2011) purificaram e caracterizaram uma endo-1,4-β-glucanase de *Bacillus cereus*, que foi isolado de um solo local na China. Para identificar o efeito do pH, a enzima foi testada contra o substrato CMC em tampão acetato de sódio (0,02 M, faixa de pH de 3,0 a 12,0), a 50°C, durante 30 minutos. Observou-se que a atividade da CMCase era máxima num intervalo de pH de 7,0 a 9,0. A maior atividade da CMCase foi observada a pH 8,0. A enzima foi estável entre pH 5,0 e 9,0 e reteve 83% de atividade a pH 9,0.

Aygan e Arikan (2008) isolaram uma espécie de *Bacillus* (*Bacillus* sp. C14) de um lago salgado na Turquia (Lago Van Soda). Esta produziu uma endoglucanase haloalcalifílica e termoestável, que foi purificada e caracterizada por estes investigadores. Assim, foi relatado que esta estirpe de *Bacillus* produz uma endoglucanase de 61 kDa. O crescimento dessa bactéria ocorreu entre pH 6,0 e 12,0 na presença de NaCl variando de 3% a 15%, à temperatura de 45°C. Para avaliar os efeitos do pH na atividade enzimática, os autores realizaram ensaios adicionando 0,5 ml da enzima a 0,5 ml de CMC (1%), a 50°C, por 24 horas, em meio contendo os seguintes tampões Na-fosfato 100 mM (pH 6,08,0), glicina-NaOH (pH 8,5-10,5) e Bórax-NaOH (pH 11,0-12,0) (faixa de pH total de 6,0 a 12,0). Nestas condições, a enzima parcialmente purificada apresentou uma atividade óptima a pH 11,0. Em média, 65% da atividade de retenção foi observada entre pH 6,0 e 12,0. A síntese óptima da enzima foi observada a 37°C e a pH 9,0 em ágar CMC.

No entanto, Ozaki e Ito (1991) purificaram e caracterizaram uma endo-1,4-β-glucanase ácida de *Bacillus* sp. KSM-330. Esta bactéria foi isolada do solo e esta enzima era uma celulase de cerca de 42 kDa, que não era muito estável a variações do pH. Especificamente, esta endo-1,4-β-glucanase foi testada em tampões com um intervalo de pH de 2,1 a 11,9, a 40°C, contra o substrato CMC (1,1% p/v). Os autores relataram que a sua atividade foi mais elevada a um pH de 5,2 em tampão citrato 0,11-M, sendo ativa numa gama extremamente estreita de valores de pH, ou seja, de 4,2 a 6,9. Abaixo e acima destes valores de pH não foi detectada qualquer atividade.

Outra celulase de uma estirpe de *Bacillus* foi identificada e caracterizada por Kim (1995). Foi determinada como sendo uma endo-1,4-β-D-glucanase de cerca de 82 kDa purificada de *Bacillus circulans* F-2, que apresentou actividades de CMCase e avicelase. Em relação ao pH, foi testada numa ampla gama de valores de pH, ou seja, de 4,0 a 10,0 em meios contendo vários tampões, tais como: Tampão citrato 100 mM (pH 2,5-3,0); acetato de sódio 100 mM (pH 3,3-5,5), ácido morfolinoetanossulfónico-NaOH 100 mM (pH 5,57,0); fosfato de potássio 100 mM (pH 6,0-8,0); e glicina-NaOH 100 mM (pH 8,011,0). A atividade máxima para Avicel e CMC foi observada entre pH 4,0 e 5,5. O pH ótimo para a atividade foi 4,5, com diminuição da atividade a valores de pH superiores a 4,5. A enzima foi estável num intervalo de pH de 4,0 a 10,0.

Arti e colaboradores (2011) determinaram os parâmetros cinéticos de uma celulase de *Aspergillus niger* ensaiada com o substrato CMC. Referiram que o pH ótimo era de 5,0. A equipa de Johnson e colaboradores (1982) estudou a sacarificação de substrato celulósico complexo por celulases produzidas por *Clostridium thermocellum*. Em relação aos efeitos do pH, testaram uma faixa de 4,0 a 10,0, utilizando CMC (concentração final de 0,61%) e Avicel como substrato, a 60°C. Observaram que esta celulase apresentava um pH ótimo de cerca de 6,1 em CMC e de 5,7 em Avicel. A enzima apresentou um comportamento semelhante em tampões de acetato e succinato entre pH 4,0 e 6,45.

De acordo com o acima mencionado, algumas bactérias de lagos salgados são resistentes a concentrações relativamente altas de sais, como as estirpes de *Bacillus* aqui descritas. O pH do meio afecta a atividade enzimática, alterando as cargas eléctricas dos grupos ionizáveis no sítio ativo das enzimas. Tendo em conta que o mecanismo de ação das hidrolases glicosiladas é por catálise geral ácido-base, exibida por resíduos de glutamato e/ou aspartato no sítio catalítico (Davies e Henrissat, 1995), qualquer fator que altere as cargas eléctricas destes aminoácidos apresenta potencial para afetar a atividade catalítica (Purich, 2010).

1.3 - Osmolalidade

A pressão osmótica é medida em osmoles, sendo que uma solução de 1-Osmol (1.000 mOsmol) contém 6 x 10^{23} partículas dissolvidas por litro de solução. Geralmente, a osmolalidade de uma solução é medida com um aparelho de osmómetro e baseia-se na depressão do ponto de congelação. Assim, uma depressão do ponto de congelação de 1,86°C é equivalente a uma pressão osmótica de 1.000 mOsmol/kg. Quando 1 Osmol de soluto é dissolvido em 1 kg de água, a solução apresenta uma osmolalidade de 1 Osmol/kg (Carter e Grovum, 1990).

Existem provas significativas de que a parede do rúmen possui osmorreceptores, que podem detetar variações químicas do meio ruminal, tais como alterações na osmolalidade do fluido, e podem deflagrar potenciais de ação de fogo para o sistema nervoso central. Neste sentido, foi demonstrado que um aumento do fluido ruminal causado por desidratação provocaria hipofagia nas vacas (Carter e Grovum, 1990). Além disso, há muito tempo que foi estabelecido que, à medida que as forragens ou os cereais são digeridos/fermentados no rúmen, a osmolalidade do líquido aumenta de 242 para 410 mOsmol/kg ou mesmo mais, principalmente entre 30 minutos e 4 horas após o início do consumo (Dehority e Males, 1974; Burgos et al., 2000). Posteriormente, os sais e as moléculas nutritivas passam para o intestino e são absorvidos pelas células epiteliais do intestino delgado, enquanto os ácidos gordos voláteis são absorvidos pela mucosa ruminal, fazendo com que a osmolalidade do líquido ruminal regresse aos valores normais (224-270 mOsmol/kg) medidos antes da alimentação dos animais (Burgos et al., 2000). A este respeito, a fermentação das forragens causa provavelmente um aumento da osmolalidade através da libertação de sais, tais como Na^+ , K^+ , Ca^{2+} , Mg^{2+} , entre outros, principalmente no caso de leguminosas como o feno de alfafa, porque a taxa de fermentação e a produção de ácidos gordos voláteis é lenta. Os grãos, que são rapidamente fermentados, provavelmente aumentam a osmolalidade devido à elevação na concentração de ácidos graxos voláteis. A silagem de milho, além de outros factores como a fermentação do amido, pode apresentar concentrações aumentadas de ácidos, principalmente lático e acético, que dificilmente poderiam contribuir para uma elevação significativa da osmolalidade do fluido ruminal (Dehority e Males, 1974). Foi observado que uma osmolalidade ruminal superior a 350 mOsmol/kg durante 8 a 12 horas por dia poderia prejudicar a digestão da fibra (Bennink et al., 1978). No entanto, além dos efeitos de espetro macroscópico, acredita-se que microrganismos, ou mesmo partículas menores de células vivas, poderiam ser afetados negativamente por uma elevação anormal da osmolalidade. Dentre as biomoléculas, as celulases poderiam ser alvo do efeito deletério causado pela hipertonicidade e, por sua vez, poderiam estar implicadas na redução da degradação da celulose e na inibição do consumo de matéria seca associado ao aumento não fisiológico da osmolalidade do fluido ruminal.

A esse respeito, Prauchner e colaboradores (2013) produziram uma evidência sobre isso. Eles avaliaram celulases extraídas de microrganismos celulolíticos do rúmen, incubando-as *in vitro* com dois tampões, ambos ajustados para pH 6,8, a 39°C e durante 240 minutos. As diferenças entre os dois tampões foram a osmolalidade e a concentração do ião cálcio. Um destes tampões tinha uma osmolalidade de cerca de 79 mOsmol/l e foi designado por hipotónico, enquanto o outro tampão tinha uma osmolalidade de cerca de 236,8 mOsmol/l e foi designado por hipertónico. O tampão hipotónico continha 0,4 mmol de CaCl2/l, mas o tampão hipertónico não continha (Tabela 1.1). Os autores observaram um aumento surpreendente da atividade da CMCase para as enzimas incubadas com tampão hipotónico em relação às incubadas com tampão hipertónico (Figura 1.2). Numa outra experiência, os investigadores demonstraram que um aumento da concentração de cálcio no tampão de 0,1 mmol/l para 1 mmol/l provocaria apenas um ligeiro aumento da atividade catalítica (Figura 1.3). Embora não tenha sido confirmado experimentalmente, outros factores poderiam afetar a atividade enzimática e seriam responsáveis por esta diferença entre os dois tampões, entre eles a osmolalidade do meio.

Tabela 1.1 - Composição dos tampões hipertónicos e hipotónicos.

Component (mmol/l)	Hypertonic	Hypotonic
$CaCl_2\ 6H_2O$	—	0.4
KH_2PO_4	21.5	36.0
K_2HPO_4	—	28.0
$MgCl_2\ 6H_2O$	1.5	—
$MgSO_4\ H_2O$	—	0.5
NH_4HCO_3	39.5	—
NaHCO3	143.3	—
NaCl	—	11.1
$Na_2HPO_4\ 12H_2O$	31.0	—
Total	236.8	76.0

Adapted from Prauchner and coworkers (2013).

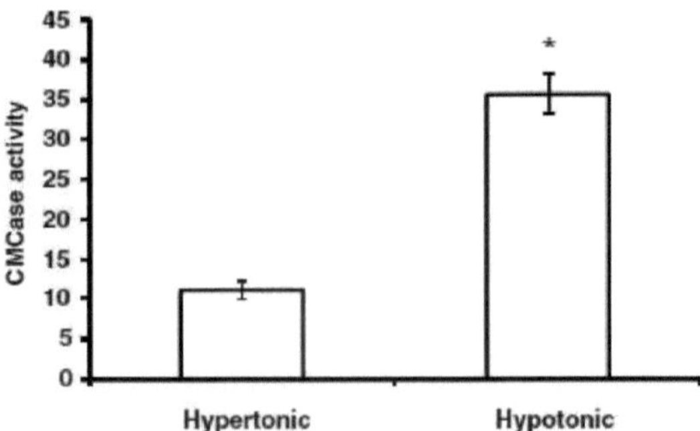

Figura 1.2 - Atividade da carboximetilcelulase (CMCase) (μmol de glicose equivalente mg/proteína) de resíduos de amostras de volumoso incubadas intraruminalmente durante 24 horas, cuja extração e ensaio foram efectuados com solução tampão hipertónica ou hipotónica. Os valores são a média ± erro padrão da média (n= 36 por tratamento);* $p <$ 0,05. Extraído de Prauchner e colaboradores (2013).

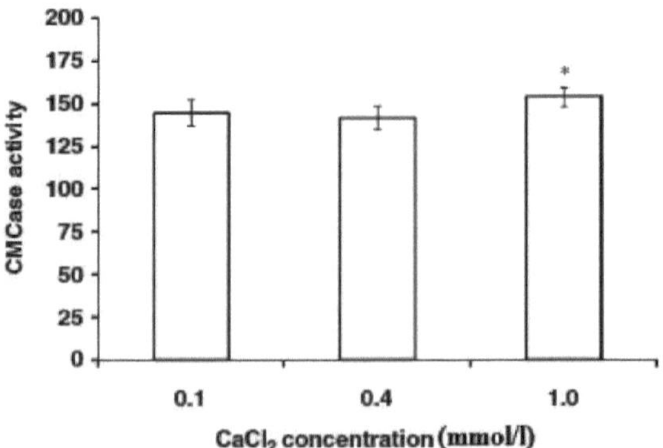

Figura 1.3 - Atividade da carboximetilcelulase (CMCase) (μmol equivalente glicose mg/proteína) avaliada com amostras de volumoso incubadas intraruminalmente por 24 horas e extraídas por sonicação utilizando tampões com diferentes concentrações de $CaCl_2$. Os valores são a média ± erro padrão da média (n= 12 por tratamento); *p < 0,05. Extraído de prauchner e colaboradores (2013).

Purich (2010) referiu que a força iónica do tampão pode afetar a atividade enzimática de várias formas. Por exemplo, o aumento da força iónica pode provocar uma diminuição do valor pK de várias biomoléculas carregadas, como os ácidos orgânicos, o ATP, o ADP e o grupo SH da cisteína. Neste último caso, para uma força iónica de 0,00 M, o pK_{SH} era de 8,38, mas diminuiu para 8,16 com uma força iónica de

0,10 M e para 8,09 com uma força iónica de 0,25 M. Para o ácido acético, o *pKa* diminuiu de 4,75 para 4,54 e para 4,47 com uma força iónica de 0,00 M, 0,10 e 0,25 M, respetivamente. Tendo em conta que as hidrolases de glicosilo funcionam segundo um mecanismo geral ácido-base, é necessário um dador de protões. Em todas as hidrolases de glicosilo, os aminoácidos catalíticos são os ácidos aspártico ou glutâmico (Davies e Henrissat, 1995), com grupos ionizáveis no seu radical numa gama de pH de 3,15-4,75 (Quadro 1.2). Assim, se o aumento da força iónica do tampão também provocar uma diminuição dos valores de *pK* destes aminoácidos catalíticos no local ativo das hidrolases glicosiladas, poderá prejudicar a catálise por elas realizada. Talvez os valores de *pK* dos grupos ionizáveis possam ser uma explicação para o facto de as celulases serem mais activas num intervalo de pH de 5,4 a 6,1 do que em valores mais elevados (Prauchner et al., 2013). Assim, poder-se-ia especular que quanto mais longe do *pK* dos grupos ionizáveis que se supõe participarem na catálise estaria o pH do meio, menor seria o *Vmax* e maior seria o *Km* da enzima. Se a suposição fosse correta, poder-se-ia então postular que, na medida em que uma força iónica mais forte do tampão pudesse reduzir os valores de *pK* dos grupos ionizáveis, poderia prejudicar significativamente a atividade enzimática. Além disso, este efeito deletério seria mais pronunciado em valores de pH mais elevados do meio (Prauchner et al., 2013) (Figuras 1.1 e 1.4). No entanto, também é verdade que no núcleo próximo de uma porção proteica, como no sítio ativo das hidrolases glicosiladas, vários outros factores poderiam afetar os valores de *pK* dos grupos ionizáveis, tornando esta suposição uma questão que precisa de ser confirmada experimentalmente.

Tabela 1.2 - Valores de *pK* e *pI* dos ácidos aspártico e glutâmico.

Amino acid	pK_1(COOH)	pK_2(NH_3^+)	pK_R	p*I*
Acid aspartic	1.88	9.60	3.65	2.77
Acid glutamic	2.19	9.67	4.25	3.22

Adapted from Nelson and Cox (2010).

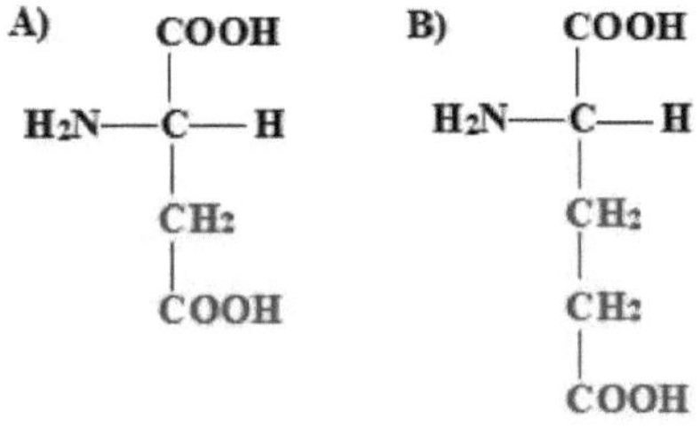

A) COOH — H_2N—C—H — CH_2 — COOH

B) COOH — H_2N—C—H — CH_2 — CH_2 — COOH

Figura 1.4 - Estrutura molecular do ácido aspártico (A) e do ácido glutâmico (B). Os grupos radicais estão destacados a vermelho. Adaptado de Nelson e Cox (2010).

Em alternativa, os tampões com uma força iónica mais forte podem alterar a disposição tridimensional de uma fração proteica. No caso de outra glicosil hidrolase, a α-amilase maltogénica bacteriana (EC 3.2.1.133) que catalisa a hidrólise de ligações α-1,4-D-glicosídicas em polissacáridos, a adição de cloreto de potássio alterou o equilíbrio monómero/dimerizador em direção ao monómero, diminuindo a sua atividade contra a β-ciclodextrina e aumentando-a contra o amido solúvel (Bergen, 1972). Tendo em conta que a montagem adequada do complexo celulásico é necessária para a sua plena atividade, os factores que provocam a desestabilização ou a desagregação do núcleo das celulases podem prejudicar gravemente a sua atividade enzimática. Tendo em conta que os iões cálcio parecem ser necessários para a correta organização e agregação do complexo celulásico (Ohara et al., 2000), é possível que outros iões possam interferir neste processo. Assim, uma força iónica mais forte poderia afetar o estado ionizável dos aminoácidos do péptido, alterar as forças electrostáticas na porção proteica e estabelecer novas interações ou modificar as actuais interações de van der Walls entre os resíduos de aminoácidos, tanto na proximidade imediata como na distante da cadeia peptídica. No entanto, estas possibilidades ainda não foram testadas e são necessários mais estudos para elucidar os possíveis efeitos da força iónica na atividade enzimática das celulases.

1.4 - Temperatura

A exo-β-1,4-glucanase de *Ruminococcus flavefaciens* FD-1 apresentou uma atividade máxima numa gama de temperaturas de 39°C-45°C. A 23°C apresentou apenas 22% da atividade máxima, enquanto a 50°C manteve 50% da atividade máxima. A enzima era inativa a temperaturas superiores a 55°C (Gardner et al., 1987). Do mesmo modo, as actividades da avicelase e da CMCase de *Ruminococcus flavefaciens*, estirpe 67, foram máximas a 39°C. A atividade da CMCase era estável quando armazenada aerobicamente a -20°C, mas era instável a temperaturas mais elevadas, perdendo-se 50% da atividade original após 36 horas a 39°C ou apenas 3 horas a 45°C (Pettipher e Latham, 1979). Entretanto, a celobiohidrolase de *Ruminococcus albus* apresentou uma atividade máxima a uma temperatura de 37°C. A atividade diminuiu muito em temperaturas superiores a 37°C. A temperatura necessária para 50% de atividade máxima foi de 40°C depois de a enzima ter sido mantida durante 15 horas no tampão Tris (10 mM; pH 7,2).

A celobiosidase estimulada por cloreto de *Bacteroides (Fibrobacter) succinogenes* S85 apresentou atividade máxima a temperaturas de 45°C e 39°C na presença e ausência de cloreto adicionado, respetivamente (Huang et al., 1998). No entanto, a a-L-arabinofuranosidase de *Streptomyces* sp. PC22, uma bactéria termoalcalifílica, teve uma ampla gama de temperaturas óptimas de 55°C a 65°C, com uma atividade nominal máxima observada a 65°C, e reteve mais de 50% de atividade a 70°C (Raweesri et al., 2008). No entanto, a celobiohidrolase de *Bacillus* sp BG-CS10, testada com o substrato CMC (5 mg/ml), em tampão Tris-HCl 50 mM (pH 8,8), apresentou atividade máxima a uma temperatura de 35°C na ausência e de 55°C na presença de 2,5M de NaCl (Zhang et al., 2012).

A endo-1,4-β-glucanase de *Bacillus cereus* foi testada sob diferentes temperaturas numa gama de 35°C a 80°C, a pH 4,8, e contra o substrato CMC. A temperatura óptima para a enzima foi de 55°C. Observou-se uma rápida diminuição da estabilidade acima dos 55°C após incubação durante 1 hora e a enzima ficou quase completamente inativa a 80°C (Yang et al., 2011).

A endoglucanase purificada e caracterizada por Aygan e Arikan (2008) foi testada para determinar a sua estabilidade térmica, sendo pré-incubada a temperaturas entre 20°C e 100°C durante 30 minutos a pH 11,0. Em seguida, observou-se que a enzima tinha uma ampla gama de temperaturas entre 20°C e 100°C e que a atividade óptima era de 50°C. A atividade enzimática média foi de 88% entre 20°C e 60°C, e 85% abaixo de 80°C, enquanto apenas 65% da atividade foi mantida entre 90°C e 100°C. Observou-se que a enzima chegou a reter 71% durante 15 minutos, 60% durante 30 minutos e 36% durante 60 minutos a uma temperatura de 20°C a 90°C. Por outro lado, a atividade enzimática perdeu-se completamente a 90°C durante 60 minutos. A enzima foi altamente estável a 20°C, 30°C e 40°C com uma média de 94%, 89% e 64% durante 15, 30 e 60 minutos, respetivamente.

As celulases extraídas de *Bacillus circulans* F-2 foram testadas numa gama de temperaturas entre 30°C e 70°C, sob pH 4,5 e a estabilidade térmica foi avaliada. A temperatura óptima da enzima, com base na velocidade inicial da hidrólise de Avicel e CMC, foi de 50°C. A atividade da enzima foi estável até 50°C, 78% depois de permanecer durante 72 horas, e a enzima ficou inativa a 80°C (Kim, 1995).

A endo-1,4-β-glucanase ácida de *Bacillus* sp. KSM-330, avaliada no estudo efectuado por Ozaki e Ito (1991), apresentou uma temperatura óptima em tampão citrato 0,11-M a pH 5,2 de cerca de 45°C. A 10°C mais de 25% da atividade máxima foi detectada, enquanto que a uma temperatura superior a 60°C a enzima estava inativa. Johnson e colaboradores (1982) testaram as actividades de avicelase e CMCase de *Clostridium thermocellum* numa gama de temperaturas de 30°C a 80°C, com ambos os tampões (succinato e acetato, pH 5,8) durante 5 horas. Observou-se que a avicelase era quase inexistente a 80°C, enquanto a CMCase retinha 40% da sua potência máxima. Ao incubar mais 16 horas a 60°C, a celulase *de Clostridium* perdeu toda a atividade em 5 horas a 80°C, mas perdeu apenas 15% da sua atividade entre 37°C e 70°C (Johnson et al., 1982).

Aung e colaboradores (2001) observaram que a temperatura óptima para a atividade de celulase de *Trichoderma reesei* era de 47°C. Iqbal e colaboradores (2011) testaram a atividade de CMCase de *Trichoderma reesei* num intervalo de temperatura de 30°C-60°C. Descreveram que as celulases demonstraram uma temperatura óptima de 55°C. Taha e colaboradores (2014) determinaram o efeito de diferentes temperaturas de incubação (20°C-80°C) na CMCase purificada de *Trichoderma reesei.* Após 15 minutos de incubação, a celulase foi testada para determinar o efeito da temperatura na atividade enzimática. Depois, a temperatura óptima para a celulase purificada foi observada a 50°C. Foi também referido que, a temperaturas superiores a 50°C, a enzima começava a perder rapidamente a sua atividade. Do mesmo modo, *Aspergillus niger* apresentou a maior atividade de CMCase a uma temperatura de 55°C. A pré-incubação a 55°C não mostrou uma perda apreciável de atividade, mas após a pré-incubação a uma temperatura de 60°C houve uma pequena queda na atividade enzimática, enquanto a 70°C se observou uma queda acentuada na atividade da CMCase. A meia-vida da enzima a 70°C foi avaliada em 42 minutos sob pH ótimo. Observou-se ainda que a enzima foi completamente inactivada quando incubada durante 15 minutos a uma temperatura de 80°C (Arti et al., 2011).

Em conjunto, os resultados indicam que a temperatura afeta severamente a atividade enzimática e que as celulases pertencentes a microrganismos ruminais são mais suscetíveis a altas temperaturas do que a maioria das enzimas isoladas de bactérias do solo ou de lagos salinos, naturalmente adaptadas para suportar condições mais desafiadoras. Para além dos factores ambientais, como o pH, a salinidade e a temperatura, as celulases podem ser influenciadas por uma série de factores que actuam como reguladores da atividade enzimática.

1.5 - Cofactores e compostos reguladores

Geralmente, as celulases apresentam uma curva hiperbólica de atividade em resposta às concentrações de substrato (Iqbal et al., 2011; Taha et al., 2014), um padrão caraterístico das enzimas reguladoras. Em consonância com isso, a exo-β-1,4-glucanase de *Ruminococcus flavefaciens* FD-1 foi estimulada por Ca^{2+} . Assim, a adição de 4 mM de Ca^{2+} ao meio provocou um aumento da atividade de cerca de 1,9 vezes em relação ao controlo (sem qualquer catião divalente). Pelo contrário, Zn^{2+} (4 mM) e Fe^{2+} (4 mM) provocaram uma redução significativa da atividade, que foi de cerca de 0,3% e 7,7% do controlo, respetivamente (Gardner et al., 1987). Em relação às actividades de CMCase e xilanase extraídas de *Ruminococcus flavefaciens*, estirpe 67, observou-se que foram anuladas pelo tratamento com agentes bloqueadores de tiol (0,02 M de cloreto de mercúrio, ou ácido iodoacético, ou ácido 4-cloromercuribenzóico, ou *N-etilmaleimida*), mas foram estimuladas por agentes redutores (0,02 M de mercaptoetanol ou cisteína). Os catiões divalentes foram necessários para a CMCase, uma vez que a atividade foi reduzida após tratamento com ácido etileno diamina tetra-acético (EDTA, 0,02 M), mas restaurada pela adição de Ca^{2+} ou Mg^{2+} (0,025 M). Nem estes, nem qualquer outro catião divalente testado, superaram a inibição da xilanase pelo EDTA (Pettipher e Latham, 1979). Da mesma forma, a atividade enzimática avaliada como CMCase no estudo realizado por Prauchner e colaboradores (2013) foi estimulada por Ca^{2+} (1 mM).

Por outro lado, foi purificada e caracterizada uma celobiosidase de *Bacteroides* (*Fibrobacter*) *succinogenes* S85 que foi estimulada por vários aniões, tais como cloreto, brometo, fluoreto, iodeto, nitrato e nitrito, com ativação máxima (aproximadamente sete vezes) por Cl^- (1,0 mM) a mais de 750 mM de F^- (Huang et al., 1998). Pelo contrário, a α-L-arabinofuranosidase de *Streptomyces* sp. PC22 não foi estimulada pelo cálcio nem por quaisquer outros iões testados (Raweesri et al., 2008).

A atividade da exo-β-1,4-glucanase ensaiada com o substrato p-nitrofenil-β-D-celobiosídeo (NPC), com 4 mM de Ca^{2+} , a pH 5,0 e à temperatura de 39°C mostrou um *Km* aparente de 3,08 mM, com *Vmax* de 0,298 gmol/min/mg de proteína. Entre os potenciais inibidores fisiológicos, a atividade foi ligeiramente inibida pela glucose a 1 mM (92,5% do controlo) e a 10 mM (85,9% do controlo), respetivamente. No entanto, foi ainda mais inibida pela celobiose a 1 mM (50,1 % do controlo) e, principalmente, a 10 mM (15,0% do controlo). Entre os inibidores químicos, foi inibida por quelantes de catiões divalentes, como o EDTA (91,3% e 80,1% do controlo a 1 mM e 10 mM, respetivamente) e o ácido etilenoglicol tetra-acético (EGTA, 68,5% e 47,7% do controlo a 1 mM e 10 mM, respetivamente). Segundo os autores, este comportamento está relacionado com a sua necessidade de cálcio (Gardner et al., 1987).

A celobiosidase de *Bacteroides* (*Fibrobacter*) *succinogenes* foi testada contra o substrato *p-nitrofenil-β-D-celobiosídeo*, na presença de 0,2 M de Cl^- , a pH 6,5 e a 39°C. Nestas condições, apresentou um *Km* de 0,1 mM, tanto na presença como na ausência de cloreto. No entanto, o *Vmax* da enzima na presença de cloreto foi consideravelmente mais elevado do que na sua ausência (Huang et al., 1998).

A a-L-arabinofuranosidase de *Streptomyces* sp. PC22 foi testada contra o substrato *p-nitrofenil-a-L-arabinofuranosídeo*, a pH 6,0, temperatura de 65°C, durante 10 minutos. Apresentou um *Km* de 0,23 mM/min/mg de proteína e um *Vmax* de 124 U/mg de proteína. Em relação a possíveis activadores/inibidores, foi inibida por vários catiões divalentes. Por exemplo, o Hg^{2+} e o Cu^{2+} a 1 mM inibiram completamente a atividade enzimática, ao passo que o Mn^{2+} , o Fe^{2+} e o Zn^{2+} na mesma concentração reduziram a atividade enzimática para menos de 50% da que se verificava na ausência de iões metálicos. No entanto, não foi detectado qualquer efeito na atividade com Ca^{2+} e Mg^{2+} e não foi identificado qualquer ativador (Raweesri et al., 2008).

A celobiohidrolase de *Bacillus* sp. BG-CS10 testada contra o substrato CMC (5 mg/ml) apresentou valores *de Km* e *Vmax* na presença de 2,5 M de NaCl de 3,18 mg/ml e 1,5 nM/s, respetivamente; e o *kcat* calculado foi de 26/s. Sem NaCl, os valores *de Km* e *Vmax* foram de 6,6 mg/ml e 0,53 nM/s; e o *kcat* calculado foi de 2,1/s. Assim, sais como o NaCl parecem melhorar a sua atividade catalítica. Além disso, os investigadores avaliaram os efeitos de vários iões metálicos e de alguns produtos químicos na atividade desta celobiohidrolase. Observaram que, na presença de 2,5 M de NaCl, a atividade do Li^+ , do Rb^+ e do $NH4^+$ era aumentada em 6%-15%, enquanto outros iões metálicos inibiam reprodutivamente a sua atividade em 47%-81%. Sabe-se que o Hg^{2+} inibe normalmente a atividade das glicosil hidrolases. Assim, observou-se que esta celobiohidrolase manteve 45% de atividade na presença de 2,5 M de NaCl mais 5 mM de Hg^{2+} . O dimetilsulfóxido (DMSO), o triton X-405 e o isopropanol (5%) não mostraram uma inibição óbvia da atividade enzimática. Entretanto, o glicerol, o metanol (5%), o EDTA 5 mM e o SDS 0,025% podiam inibir parcialmente a atividade da celobiohidrolase. Isto sugere que esta celulase de *Bacillus* sp. BG-CS10 pode atuar num ambiente com elevado teor de sal e elevada pressão osmótica (Zhang et al., 2012).

A endo-1,4-β-glucanase isolada de *Bacillus cereus* foi testada utilizando CMC como substrato em concentrações de 2 a 10 mg/ml, com tampão NaAc (0,02 M; pH 4,8), a 50°C, durante 30 minutos. Nestas condições, apresentou um *Km* de 2,12 mg/ml e

Vmax de 5,37 µg/ml/min. Além disso, a enzima purificada foi incubada com vários iões metálicos e outros reagentes. Assim, os autores observaram que a sua atividade catalítica não foi afetada por Fe^{2+} , Zn^{2+} , ureia, EDTA, Ca^{2+} , Co^{2+} , K^{+} e Na^{+} . Por outro lado, os iões Mn^{2+} provocaram um aumento da atividade (13%), enquanto o SDS provocou uma ligeira diminuição (94,97%). Por outro lado, Ba^{2+} (60,94%), $C2SO4^{-2}$ (62,98%), Mg^{2+} (81,91%) e Cu^{2+} (70,85%) causaram uma perda significativa da atividade enzimática (Yang et al., 2011).

A endo-1,4-β-glucanase ácida de *Bacillus* sp. KSM-330 hidrolisou eficazmente CMC e liquenano (a um pH de 5,2 e a uma temperatura inferior a 40°C), mas arranjos de celulose mais cristalinos, como curdlan, laminarina, 4-nitrofenil-β-D-glucopiranosídeo e 4-nitrofenil-β-D-celobiosídeo, foram pouco hidrolisados. A atividade enzimática foi inibida por Hg^{2+} , mas não foi afetada por outros inibidores de enzimas contendo tióis, como o 4-cloromercuribenzoato, *a N-etilmaleimida* e o monoiodoacetato. A N-Bromosuccinimida, que oxida os resíduos de triptofano da enzima, aboliu a atividade enzimática e a CMC protegeu-a contra a inativação por este oxidante específico do triptofano. Assim, os autores concluíram que o(s) resíduo(s) triptofano(s) está(ão) envolvido(s) no mecanismo de ação deste tipo de celulase de *Bacillus* e que a inibição da atividade enzimática pelo Hg^{2+} depende principalmente de interações com o(s) resíduo(s) triptofano(s) e não com o(s) grupo(s) tiol (Ozaki e Ito, 1991).

A endoglucanase de *Bacillus* sp. C14 estudada por Aygan e Arikan (2008) foi pré-incubada (a 50°C durante 30 minutos) com iões metálicos, agentes quelantes, surfactantes e inibidores, tais como EDTA (5 mM); SDS (1%); CaCl2 (5 mM); Na2SO3 (5 mM); $ZnCl_2$ (5 mM); PMSF (5 mM); KCl (5 mM); β-mercaptoetanol (5 mM), Triton X-100 (1%); ureia (8 M) e NaCl (variou de 1,5% a 25%). Posteriormente, a sua atividade de CMCase foi avaliada em condições óptimas (a uma temperatura de 50°C e a um pH de 11,0). Os autores observaram que a atividade endoglucanásica aumentou na presença de NaCl variando de 1,5% a 25% e a atividade máxima foi obtida com 20% de NaCl (132%). A atividade enzimática restante entre 3% e 15% da concentração de NaCl foi de aproximadamente 72,2% e 71% durante 1 hora e 6 horas, respetivamente. Mas, a atividade máxima foi mantida com 20% de concentração de NaCl cerca de 88% e 75%, a atividade endoglucanase entre 15%, e a incubação com 25% de NaCl levou a uma média de 80% e 69% de atividade para 1 hora e 6 horas, respetivamente. Em relação a possíveis activadores/inibidores, a sua atividade relativa foi ligeiramente reduzida para 93% pelo EDTA. No entanto, a enzima não foi afetada pelo Na_2SO_3. O efeito estimulante foi obtido por 5 mM de CaCl2 até 132%. Por outro lado, a inibição parcial da enzima original foi obtida com SDS, ZnCl2 e β-mercaptoetanol (todos a 50 mM) como 19%, 22% e 31%, respetivamente. Esta endoglucanase também foi inibida por 5 mM de PMSF, ou KCl, ou Triton X-100 ou ureia até 57%, 60%, 48% e 58%, respetivamente. Os ensaios analíticos identificaram que o principal produto da CMC por esta endoglucanase era a celobiose.

Os parâmetros cinéticos das celulases extraídas de *Bacillus circulans* F-2 foram avaliados em relação ao xilano de bétula, CMC e Avicel. As actividades enzimáticas contra estes substratos foram avaliadas através da medição da quantidade de açúcares libertados. Os valores *de Km* para a ação enzimática em xilano de bétula, CMC e Avicel foram 4,8, 7,2 e 87,0 mg/ml, respetivamente. Os valores *de Vmax* para a ação sobre a xilana de bétula, CMC e Avicel foram 256, 210 e 8,6 µmol/min/mg, respetivamente. Este resultado revela que a endoglucanase I foi consideravelmente mais ativa em relação à CMC do que em relação à xilana. Foram determinados os efeitos desempenhados pelos iões metálicos e reagentes químicos na atividade enzimática. Assim, observou-se que ambos os catiões, Mg^{2+} e Co^{2+} , estimularam a atividade. O MgCl2 aumentou ligeiramente a estabilidade da enzima, e a incubação com 2 mM de MgCl2 provocou um aumento de 100% na taxa de hidrólise da CMC. O CoCl2 estimulou a atividade em 40%. A atividade enzimática foi totalmente inibida por 1 mM HgCl2, CuCl2 e 10 mM SDS. A inibição pelo inibidor específico do tiol, o ácido *p-clomercuribenzóico*, foi forte (60% a 0,4 M) e, mesmo sem a pré-incubação da enzima com o inibidor, a atividade diminuiu rapidamente, sugerindo a presença de grupos tiol essenciais no local ativo da enzima (Kim, 1995).

Aung e colaboradores (2001) relataram que *Trichoderma reesei* apresentou *Vmax* e *Km* contra o substrato CMC de 0,12 mM/min e 210 µM, respetivamente. Em outra pesquisa, a atividade de CMCase de *Trichoderma reesei* foi avaliada em uma faixa de concentração de substrato de 100-1.000 µM, em tampão Na-citrato 0,05 M com pH ajustado para 4,8, em uma temperatura de 50°C, durante 30 minutos. Nessas condições,

Km e *Vmax* foram 68 µM e 148 U/ml, respetivamente. Em relação aos ativadores/inibidores, Iqbal e colaboradores (2011) testaram vários compostos e iões metálicos numa concentração de 1 mM, a 55°C durante 15 minutos. Observaram que o SDS, o EDTA e o Hg^{2+} apresentaram efeito inibitório, enquanto o Co^{2+} e o Mn^{2+} actuaram como activadores.

Wang e colaboradores (2012) testaram os efeitos de vários iões metálicos (Na^{+} , K^{+} , Ca^{2+} , Mg^{2+} , Al^{3+} , Co^{2+}) e aniões (Cl^{-}, SO_2^{-4} , e $CH3COO^{-}$) em duas celulases de *Trichoderma reesei.* Os ensaios enzimáticos foram efectuados em 0,2 mol/l de tampão de acetato (pH 4,8), à temperatura de 50°C, durante 30 minutos. Observou-se que Na^{+} e K^{+} tiveram um efeito significativo na atividade das celulases brutas nas concentrações testadas (1, 10 e 100 mmol/l), embora a alteração na atividade enzimática relativa não tenha sido grande (de +10% a -10%). A atividade das celulases diminuiu para todas as concentrações testadas de Mg^{2+} . O cálcio influenciou positivamente a atividade das celulases em concentrações inferiores a 1 mmol/l e negativamente em concentrações superiores a 1 mmol/l. A atividade das celulases foi aumentada em concentrações de Al^{3+} inferiores a 1 mmol/l, mas a atividade das enzimas diminuiu acentuadamente quando a concentração de Al^{3+} variou de 1 mmol/l a 10 mmol/l. A atividade enzimática relativa foi de apenas 5,7% ± 0,33% a 10 mmol/l de $AlCl_3$. Do mesmo modo, a influência do Co^{2+} nas celulases brutas aumentou em concentrações inferiores a 1 mmol/l. No entanto, ao contrário do Al^{3+} , a inibição do Co^{2+} nas celulases aumentou lentamente com o aumento das concentrações iónicas. Aniões como $CH3COO^{-}$ e iões sulfito tiveram efeitos negativos sobre as celulases, mesmo numa gama estreita de pH (de 4,71 a 4,89). O Cl^{-} não alterou o pH da solução, mas também diminuiu a atividade das celulases.

Relativamente aos parâmetros cinéticos, *o Km* calculado foi de 22,68 ± 0,28 g/l e *o Vmax* foi de 0,269 ± 0,066 mg/min a 5,0 mmol/l de Al^{3+} ; 0,376 ± 0,012 mg/min a 2,5 mmol/l Al^{3+} ; e 0,425 ± 0,013 mg/min a 0 mmol/l Al^{3+} , respetivamente. Estes dados indicam que o Al^{3+} actuou como um inibidor não competitivo das celulases. O valor de *Km* na presença de Mg^{2+} foi maior do que sem ele. O valor *de Vmax* foi aproximadamente 0,434 ± 0,038 mg/min na presença de Mg^{2+} (*Km*= 22,74 ± 0,412 g/l a 0 mmol/l Mg^{2+} , 33,0 ± 0,454 a 5,0 mmol/l Mg^{2+} , e 50,0 ± 0,280 g/l a 10 mmol/l Mg^{2+} , respetivamente). Estes dados indicam que o Mg^{2+} actuou como um inibidor competitivo das celulases. Na presença de Mg^{2+} , as celulases tinham uma afinidade aparentemente mais baixa para o substrato do que sem Mg^{2+} (Wang et al., 2012).

Assim, os investigadores concluíram que a atividade das celulases foi aumentada ou ligeiramente diminuída pelos iões testados a uma concentração inferior a 1 mmol/l de metais, e inibida fortemente a uma concentração superior a 10 mmol/l de catiões e 500 mmol/l de aniões. Noutro estudo, foi descrito que a CMCase de *Trichoderma reesei* apresentou um *Vmax* e *Km* de 75 g/l/min/mg de enzima e 2,5 x 10^{-5} g/l, respetivamente (Taha et al., 2014).

A CMCase de *Aspergillus niger* apresentou *Vmax* e *Km* de 6,65 gM/seg e 13,3 mM, respetivamente. Vitaminas como a biotina, o pantotenato de cálcio, a riboflavina e a tiamina-HCl podem aumentar a atividade enzimática em grande medida, mas foi observada uma baixa atividade com fontes de azoto, como a asparagina e o nitrato de sódio (Arti et al., 2011).

A atividade do complexo de celulase de *Clostridium thermocellum* necessitava de Ca^{2+} para a sua plena atividade. De acordo com o demonstrado por Johnson e colaboradores (1982), a adição de EDTA (10 mM) ao meio de incubação aboliu quase completamente a atividade da avicelase, enquanto que o CaCl2 (7 mM) a estimulou bastante e o MgCl2 não teve qualquer efeito significativo. Além disso, foi necessário um agente redutor para manter a atividade da enzima. Assim, o DDT, a 2 mM, e mais tarde a 5 mM, aumentou muito a atividade da avicelase. As celulases extraídas de microrganismos ruminais por Prauchner e colaboradores (2013) e testadas como CMCase também foram significativamente estimuladas por 1 mM de CaCl2 (Figura 1.3 e Tabela 1.3).

De um modo geral, as celulases extraídas de microorganismos ruminais são susceptíveis à oxidação dos grupos tiol por agentes oxidantes (cloreto de mercúrio, ácido iodoacético, ácido 4-cloromercuribenzóico, *N-bromosuccinimida* e N-etilmaleimida). Em consonância com isto, os compostos redutores de tiol (mercaptoetanol, cisteína e DDT) protegeram as enzimas contra a oxidação. Os agentes quelantes de catiões como o EDTA e o EGTA causaram uma forte inibição das celulases, enquanto os catiões divalentes como o Mn^{2+} , o Co^{2+} e o Ca^{2+} , numa gama de mM, actuaram como estimuladores. Detergentes como SDS e Triton X-100 foram inibidores. Parece que os iões Hg^{2+} actuaram como inibidores comuns das hidrolases glicosiladas, tendo sido observado um efeito semelhante para os iões K^{+} , Zn^{2+} , Cu^{2+} , Fe^{2+} e Al^{3+} . O Mg^{2+} apresentou efeitos activadores e inibidores, na dependência de cada enzima testada. Aniões como so_2^{-4} e $CH3COO^{-}$ actuaram como inibidores de muitas glicosil hidrolases. O Cl^{-} exerceu um efeito estimulante e inibitório, dependendo das suas concentrações. Outros aniões, como o brometo, o fluoreto, o iodeto, o nitrato e o nitrito, apresentaram um efeito estimulador. Vitaminas como a biotina, o pantotenato, a riboflavina e a tiamina parecem ser necessárias a algumas celulases para atingir a atividade máxima.

Em relação ao efeito inibitório, significa que a baixa atividade está relacionada ao maior tempo para que a hidrólise da celulose seja realizada, causando um atraso na digestão da fibra. Assim, a forragem fica mais tempo no rúmen, aumentando o tempo de retenção e diminuindo a taxa de consumo. Além disso, caraterísticas naturais do substrato, como nível de cristalinidade das fibras de celulose e estágio de desenvolvimento tardio da forragem, podem afetar negativamente a digestibilidade no rúmen.

Tabela 1.3 - Efeitos gerais de vários compostos ou iões na atividade das celulases.

Compound/ion	Most common effect
EDTA or EGTA	↓
SDS	↓
Triton X-100	↓
Glycerol	↓
Urea	↓
Mercury chloride	↓
Iodoacetic acid	↓
4-Chloromercuribenzoic acid	↓
N-Bromosuccinimide	↓
N-Ethylmaleimide	↓
Mercaptoethanol	↑
Cysteine	↑
DTT	↑
Vitamins (biotin, pantothenate, riboflavin and thiamine)	↑
Br^-	↑
F^-	↑
I^-	↑
NO_2^-	↑
NO_3^-	↑
Cl^-	↑ or ↓
K^+	↓
Hg^{2+}	↓
Al^{3+}	↓
Cu^{2+}	↓
Zn^{2+}	↓
Fe^{2+}	↓
Na^+	↓*
Ca^{2+}	↑
Co^{2+}	↑
Mn^{2+}	↑
Li^+	↑
Rb^+	↑
NH_4^+	↑
Mg^{2+}	↑ or ↓
Ba^{2+}	↓
SO_2^{-4}	↓
CH_3COO^-	↓
$C_2SO_4^{-2}$	↓

*Low concentrations stimulate cellulases extracted from microorganisms living in soil or salt lakes. Symbols: ↑, stimulatory effect; ↓, inhibitory effect.

1.6 - Tempo médio de retenção (TMR) e/ou tempo de incubação

Para os bovinos submetidos a uma dieta à base de forragens grosseiras, a taxa de digestão da celulose no rúmen é limitada pelo substrato, ou seja, um aumento da degradação da celulose aumenta o número da população celulolítica. Concomitantemente, para permitir uma maior digestibilidade da celulose é, geralmente, necessário um tempo de retenção mais longo no trato digestivo e um aumento da atividade celulolítica, causando uma maior produção de H2 por fungos e protozoários e uma maior geração de CH4 devido à ação de metanogénios (Pinares-Patino et al., 2011). Além disso, as três principais espécies de bactérias celulolíticas no rúmen, ou seja, *Ruminococcus albus*, *Ruminococcus flavefaciens* e *Fibrobacter succinogenes*, que são responsáveis pela maior magnitude da degradação da fibra, representam apenas cerca de 4% da flora ruminal total (Weimer et al., 1990). Tendo em conta o carácter sólido e cristalino dos componentes da fibra e a influência do tamanho das partículas disponíveis para o acesso das enzimas celulolíticas (Weimer et al., 1990), a degradação da celulose é um processo moroso.

De facto, a TMR situou-se entre 15,8 horas (para milho e capim-sinaleiro - *Brachiaria decumbens*) e 29,9 horas (para milho, capim-sinaleiro e estilosantes - *Stylosanthes capitata*) numa experiência realizada no Brasil com quatro bovinos cruzados Holstein-Zebu (Beltran et al., 2015). Em estudo realizado na Alemanha, observou-se que o MRT foi de 27,7 ± 3,1 horas para touros Galloway e de 28,6 ± 4,0 horas para bovinos leiteiros Black-White, resultando em uma magnitude média de degradação da celulose bruta de 68,4 ± 2,1-72,5 ± 8,0 % para Galloway e de 70,8 ± 2,2-73,4 ± 6,6 % para bovinos leiteiros Black-White (Voigt et al., 2000). Num ensaio com bovinos a pastar pastagens de erva azul dormente, o MRT foi de 53,4 horas para os animais do grupo de controlo, de 54,8 horas para os animais que receberam um suplemento à base de sementes de algodão e de 45,8 horas para os novilhos suplementados com alfafa granulada (Judkins et al., 1987).

Em outro estudo realizado no Brasil, Bezerra e colaboradores (2004) avaliaram a TMR e a digestibilidade de rações para bovinos leiteiros alimentados com uma mistura total contendo feno de capim-tifton (50,4%) e concentrado (49,6%). O feno foi moído em peneira para partículas de 3,2, 4,8, 7,9, 15,9 e 25,4 mm. Os TMRs foram de 46,87, 52,56, 58,90, 57,43 e 63,15 horas, respetivamente. A digestibilidade aparente da matéria orgânica foi de 70,20%, 63,93%, 62,93%, 68,87% e 58,75%, para cada tratamento. Assim, fica evidente que maiores TMRs foram observados para maiores tamanhos de partículas, e a digestibilidade foi inversamente associada ao tamanho da partícula.

Mambrini e Peyraud (1994) efectuaram um estudo para avaliar o efeito da maturidade da erva na TMR e na digestibilidade do gado leiteiro alimentado com azevém colhido quer na fase jovem (23-34 dias) quer na fase madura (44-55 dias). Os autores relataram que as TMR foram de 43 horas e 48,8 horas, respetivamente, enquanto a digestibilidade aparente foi de 80,3% e 75%, respetivamente.

Para ensaios *in vitro*, Prauchner e colaboradores (2013) incubaram CMC com celulases do ambiente ruminal por 240 minutos (4 horas). Pavlostathis e colaboradores (1988) incubaram cultura de *Ruminococcus albus* 7 com Avicel em fermentadores que operam durante 0,5, 0,75, 1,0, 1,5 e 2 dias. Obtiveram os seguintes tempos de retenção: 0,52, 0,78, 1,06, 1,65 e 2,27 dias, respetivamente. Aygan e Arikan (2008) testaram a atividade de CMCase de *Bacillus* (*Bacillus* sp. C14) durante 24 horas.

Assim, é possível que as condições experimentais substituam parcialmente as condições de campo e que os materiais lignocelulósicos sejam apenas fracamente hidrolisados pelas enzimas fibrolíticas. Para além da atividade, a síntese de celulases também sofre efeitos de alguns activadores e inibidores, e representa outro nível de controlo da taxa de degradação da celulose.

CAPÍTULO 2

REGULAÇÃO DA EXPRESSÃO DAS CELULASES

2.1 - Introdução

A parede celular dos vegetais é composta por celulose, hemicelulose, pectina e lignina. Assim, para permitir a sua degradação, é necessário que os microrganismos apresentem algumas actividades enzimáticas para quebrar ligações específicas nestes polímeros. Como esses compostos são sólidos, as celulases precisam de ser sintetizadas pelos microrganismos e exportadas para a superfície das células microbianas. Em seguida, a hidrólise da celulose no rúmen tem lugar na face externa da membrana celular dos microrganismos celulolíticos, que aderem firmemente às partículas de forragem através de estruturas específicas, como o celulossoma. Alternativamente, muitos outros microrganismos celulolíticos na natureza segregam celulases para o meio e apenas absorvem os produtos finais da hidrólise da celulose/hemicelulose que se encontram diluídos.

O início da hidrólise da celulose é catalisado por celulases expressas constitutivamente pelas células microbianas. No entanto, alguns compostos da decomposição da celulose, que são solúveis, podem atuar como indutores de moléculas adicionais de celulases, actuando na região promotora dos seus genes no genoma dos microrganismos celulolíticos. Pelo contrário, outros produtos actuam como repressores da expressão das celulases. Todo o processo ainda só é parcialmente compreendido, mas alguns pormenores já são conhecidos pelos investigadores e são discutidos brevemente a seguir, com especial atenção para as espécies de fungos, como *Trichoderma* sp., *Aspergillus* sp., *Sporotrichum* sp. e *Neurospora crassa*, que mostram o principal potencial biotecnológico.

2.2 - Modulação da síntese de celulases a nível molecular

Normalmente, as enzimas fibrolíticas são sintetizadas por um microrganismo celulolítico na presença de, pelo menos, um destes polímeros, por exemplo, a celulose. Por outro lado, a produção de enzimas que degradam a celulose é geralmente reprimida por produtos finais da hidrólise da parede vegetal, como a glucose (Russel e Baldwin, 1978).

Assim, acredita-se que um baixo nível de celulases é expresso constitutivamente por microrganismos celulolíticos, enquanto quantidades adicionais de enzimas fibrolíticas são moduladas mecanicamente a nível transcricional (Suto et al., 2001). A regulação da síntese de celulases tem sido amplamente estudada no fungo filamentoso *Trichoderma reesei*. Relativamente ao feedback negativo desempenhado pelos produtos finais da hidrólise de polissacarídeos na expressão de celulases, observou-se que a soforose (duas unidades de glucose ligadas a β-1,2) é o indutor mais potente de celulases neste fungo (Mandels et al., 1962; Nogawa et al., 2001; Aro et al., 2005), o que poderia ser produzido por transglicosilação catalisada por β-glicosidase (Vaheri et al., 1979). Da mesma forma, foi demonstrado que a celobiose (duas unidades de glicose β-1,4 unidas), o produto da ação das celobiohidrolases, induz a expressão de celulases por muitas espécies de microrganismos celulolíticos (Aro et al., 2005; Vaheri et al., 1979). No entanto, os efeitos da celobiose podem ser opostos. Por exemplo, se for clivada pela β-glucosidase, forma-se glucose, um repressor da celulase. Pelo contrário, a sua conversão em soforose, por transglicosilação, resultará em indução. Assim, a capacidade da celobiose para induzir ou reprimir a expressão das celulases depende do seu destino, se for hidrólise ou transglicosilação (Aro et al., 2005).

Relativamente aos microrganismos ruminais, Wolker e Thomson (1995) demonstraram que a endoglucanase codificada pelo gene *celA* de um *Clostridium* sp. ruminal era induzida quando cultivada com o substrato β-glucano de cevada, mas não quando o crescimento era efectuado com celobiose ou soforose. Noutro estudo, foi avaliada a regulação transcricional de uma endoglucanase e de uma celodextrinase de *Ruminococcus flavefaciens* FD-1. Wang e colaboradores (1993) referiram que ambos os genes eram induzidos quando a celulose era adicionada a células que cresciam em celobiose. A atividade transcricional também foi induzida pela celotriose, mas o efeito não foi tão pronunciado como o da celulose.

Tendo em conta que a celulose é um substrato sólido, pode não entrar nas células microbianas, enquanto a celobiose, a glucose e a soforose são solúveis e, por conseguinte, podem ser absorvidas. Assim, pensa-se que estes metabolitos resultantes da degradação da celulose seriam sintetizados pelo próprio microrganismo, através da sua celulase inicial expressa constitutivamente (Lynd et al., 2002).

O dissacarídeo lactose é o único composto solúvel economicamente viável capaz de afetar a expressão de celulases em *Trichoderma reesei*. No entanto, não é um componente da parede celular vegetal. A lactose é clivada pela β-galactosidase extracelular em glucose e galactose, e foi postulado que o efeito da lactose (repressão) seria mediado pela galactose-1-fosfato (Aro et al., 2005).

Foi ainda demonstrado que outros oligossacáridos induzem a expressão de celulases por fungos filamentosos. Estes incluem δ-celobiono-1,5-lactona, laminaribiose, gentiobiose, xilobiose, L-sorbose e L-arabitol (Lynd et al., 2002; Aro et al., 2005).

A nível molecular, existem alguns factores transcricionais que operam na região promotora dos genes das celulases, hemicelulases e xilanases. Por exemplo, XlnR, ACEI, ACEII, CRE1, PacC, Hap2/3/5 e AreA. Entre eles, postula-se que XlnR, ACEII, PacC, Hap2/3/5 e AreA medeiam a ativação no promotor, enquanto se acredita que CRE1 e ACEI modulam os estímulos repressores (Lynd et al., 2002; Aro et al., 2003; Aro et al., 2005). Foi reconhecido outro efeito repressor, que foi designado por fenómeno RESS.

XlnR e ACEII são factores transcricionais que participam na indução de xilanases e celobiohidrolases (van Peij et al., 1998; Gielkens et al., 1999; Aro et al., 2001). PacC é um fator de transcrição que medeia a resposta a variações do pH do meio (Caddick et al., 1986; Tilburn et al., 1995). AreA é um fator envolvido nos estímulos deflagrados por fontes secundárias de azoto, como o nitrato, o nitrito e as purinas (Kudla et al., 1990; Marzluf, 1997). O RESS é um fenómeno relacionado com a resposta a proteínas não dobradas (UPR), que leva à ativação de vários genes. A ativação da sinalização RESS reduz eficazmente a carga proteica na via secretora dos fungos, aliviando assim o stress da secreção (Pakula et al., 2003; Al-Sheikh et al., 2004). O complexo Hap2/3/5 liga-se ao segmento CCAAT e deflagra a indução de genes que codificam celobiohidrolases e xilanases (Olesen e Guarente, 1990; McNabb et al., 1995). O CRE1 é um fator proteico que medeia o efeito repressor da glucose (Strauss et al., 1995; Ilmen et al., 1996). O ACEI actua como um repressor geral, afectando negativamente as celulases (exoglucanases, endoglucanases, β-glucosidases) e as xilanases (Aro et al., 2003; Aro et al., 2002).

Para examinar esta questão, Canevascini e colaboradores (1979) testaram vários substratos possíveis que poderiam induzir a síntese de celulases por uma espécie de fungo termofílico, ou seja, *Sporotrichum thermophile*. Observaram que o crescimento em meio contendo glucose conduzia à taxa mais baixa de síntese de carboximetilcelulase, enquanto a celobiose actuava como principal indutor (Quadro 2.1). Depois, foi muito bem estabelecido que a glucose leva à repressão da síntese do ARNm da celulase através da proteína CRE1 repressora do catabolito do carbono (Strauss et al., 1995; Ilmen et al., 1996).

Quadro 2.1 - Conídios de *Sporotrichum thermophile* (4 x 105/ml) foram cultivados em frascos Erlenmyer (250 ml) contendo 100 ml de meio suplementado com vários substratos orgânicos (0,5% p/v). As culturas foram agitadas (60 pancadas/min), incubadas a 35°C durante 12 horas para que a germinação ocorresse, e depois a 48°C durante um período de 4-10 horas. Após a inoculação, foram retiradas amostras e os filtrados das culturas foram analisados quanto à atividade da carboximetilcelulase (CMCase).

Organic substrate	CMCase (U/ml)	Dry wt (mg/ml)	CMCase specific activity (U/mg dry wt)
Glucose	15	0.59	25
Mannose	36	0.48	75
Fructose	68	0.31	219
Xylose	69	0.49	140
Glucosamine	26	0.54	48
Cellobiose	930	0.48	1937
Sucrose	56	0.50	112
Lactose	72	0.29	248
Glycerol	36	0.16	225
Mannitol	81	0.46	176
Sorbitol	18	0.37	48
Gluconate (Na)	29	0.24	120
Malate (Na)	40	0.18	222
Pyruvate (Na)	36	0.27	133
Lactate (Na)	14	0.18	77
Acetate (Na)	56	0.36	155
Succinate (Na)	32	0.19	168
Citrate (Na)	36	0.12	300
Glutamate (Na)	60	0.23	260
Asparagine	30	0.30	100
Salicin	50	0.23	217
Arbutin	52	0.24	216
Amygdalin	28	0.29	96

Data are from Canevascini and coworkers (1979).

Outros dissacarídeos e derivados de dissacarídeos com a mesma ligação glicosídica que a celobiose foram também testados por estes investigadores com o objetivo de avaliar o seu potencial para induzir a síntese de CMCase. Foram eles: celobiitol, ácido celobiónico, octaacetato de celobiose, xilobiose (1,4-β-D-xilopiranosil-D-xilose) e glucosilmanose (1,4- β-D-glucopiranosil-D-manose). Apenas a glucosilmanose e o ácido celobiónico estimularam a síntese de CMCase: a glucosilmanose foi quase tão eficaz (77%) como a celobiose, enquanto o ácido celobiónico teve uma capacidade de indução de cerca de um terço da da celobiose. Para determinar se existia uma relação entre o tipo de ligação glicosídica dos diferentes dímeros de glucose e a indução de CMCase, o organismo foi cultivado em celobiose, gentiobiose, soforose, maltose, laminaribiose e trealose. A laminaribiose foi o único composto encontrado que estimulou a síntese de CMCase de forma apreciável, embora em menor grau do que a celobiose. A soforose, que actua como indutor em muitos microrganismos celulolíticos, não estimulou a síntese de CMCase por este fungo.

Os efeitos antagónicos da glucose e da celobiose na síntese de CMCase foram bem exemplificados noutros ensaios. Por exemplo, quando a glucose foi adicionada a uma cultura em lote de crescimento exponencial do organismo com celobiose como fonte de carbono, observou-se uma redução acentuada na síntese de CMCase. Esta inibição verificou-se apenas após um curto período e o efeito foi proporcional à quantidade de glucose adicionada. A síntese de CMCase foi recuperada assim que a concentração de glicose no meio de cultura caiu abaixo de um nível crítico (entre 1,5 e 2 µmol/ml).

Outra série de culturas foi efectuada por Canevascini e colaboradores (1979) para determinar se a celobiose em culturas de duplo substrato, contendo glucose e celobiose, seria ou não absorvida pelo micélio de *Sporotrichum thermophile*. [^{14} C]A concentração de celobiose no meio foi medida ao longo do crescimento da cultura. A concentração de glucose foi determinada pelo método específico da glucose oxidase. Os resultados mostraram que a glucose, embora adicionada quando o organismo estava totalmente adaptado à celobiose, foi imediatamente absorvida pelo micélio e a absorção de celobiose e a formação de CMCase foram quase completamente impedidas.

Além disso, foram testados outros substratos para determinar o seu possível efeito inibitório na indução de CMCase pela celobiose. A manose, a xilose e, até certo ponto, o gluconato, que eram todos substratos de crescimento quase igualmente bons, tiveram efeitos inibitórios semelhantes aos da glucose. A frutose e a sorbose não causaram inibição. As culturas com sorbose foram incluídas porque este açúcar foi reportado como sendo transportado pelo mesmo transportador que o utilizado para o transporte de glucose em alguns microrganismos. Assim, observou-se que o crescimento apenas com frutose ou sorbose era muito fraco. No entanto, 50% da sorbose foi absorvida pelo micélio na cultura cultivada apenas com sorbose, mas a biomassa não excedeu a alcançada pela cultura com frutose, um açúcar que não foi absorvido pelo micélio. Nas culturas de duplo substrato em frutose ou sorbose com celobiose, contudo, o crescimento foi comparável ao do controlo (apenas celobiose) e a formação de CMCase não pareceu ser significativamente afetada pela presença destes açúcares. Um efeito inibitório diferente na síntese de CMCase do que o causado pela glicose e outros substratos foi observado em culturas de substrato duplo em celobiose e acetato. A presença simultânea de acetato resultou num atraso na utilização de celobiose, o que correspondeu a um atraso na síntese de CMCase. No entanto, o rendimento do micélio foi apenas ligeiramente afetado. Foram feitas tentativas para imitar o efeito inibitório da glucose na síntese de CMCase utilizando *3-O-metilglucose*, 6-desoxiglucose e 2-desoxiglucose, que são análogos da glucose não metabolizáveis (ou apenas parcialmente). A *3-O-metilglucose* não teve qualquer efeito na síntese de CMCase induzida pela celobiose; a 6-desoxiglucose que, tal como a *3-O-metilglucose*, não é um substrato da hexoquinase e, por conseguinte, não é metabolizada pelas células, causou uma inibição limitada; enquanto a 2-desoxiglucose, que é provavelmente metabolizada em 2-desoxiglucose 6-fosfato, atrasou consideravelmente a síntese de CMCase. O crescimento do organismo na presença de 2-deoxiglucose (mais celobiose) foi inicialmente inibido, mas depois recuperou juntamente com a síntese de CMCase extracelular. A duração desta fase de atraso dependia diretamente da quantidade de 2-desoxiglucose adicionada ao meio.

Em conclusão, Canevascini e colaboradores (1979) afirmaram que os seus resultados demonstraram que a síntese de celulase em *Sporotrichum thermophile* é um fenómeno adaptativo, sendo a CMCase formada, em quantidades significativas, apenas quando o organismo está a crescer na presença de celulose ou de algumas outras substâncias como glucomanano, glucosilmanose, celobiose, laminaribiose e ácido celobiónico, das quais a celobiose é a mais eficaz. Tanto a celulose reprecipitada cristalina como a "amorfa" foram degradadas eficazmente durante o crescimento de *Spototrichum thermophile* nestes substratos insolúveis. As enzimas extracelulares formadas em culturas de celobiose também foram capazes de atacar a celulose cristalina (Avicel), indicando que todas as enzimas que formam o complexo de celulase (exo- e endo-celulases) foram produzidas mesmo na ausência de celulose. A incubação em celulose amorfa ou em carboximetilcelulose solúvel ou insolúvel resultou em actividades muito mais baixas. Este facto não implica necessariamente uma maior produção enzimática com substratos cristalinos, uma vez que os resultados obtidos podem ser devidos a uma menor adsorção da enzima nestes substratos. A celobiose parece ser o indutor natural mais provável. Outros dissacáridos (com exceção da laminaribiose e do ácido celobiónico) com uma estrutura química semelhante não tiveram qualquer efeito estimulante. A forte inibição da síntese de CMCase em culturas totalmente induzidas de *Sporotrichum thermophile* causada pela glucose e outros substratos facilmente metabolizados pode ser interpretada em termos de repressão de catabolitos. Em culturas de substrato duplo com glucose e celobiose, a glucose é utilizada preferencialmente e aparentemente sem qualquer fase de atraso. Consequentemente, a prevenção da absorção de celobiose é paralela à inibição da formação de CMCase. O atraso na utilização de celobiose e na formação de CMCase causado pela presença de acetato também mostra que a síntese de CMCase neste fungo depende diretamente da utilização de celobiose.

Assim como a CMCase, as xilanases também são induzidas por substratos celulósicos através de fatores transcricionais que atuam na região promotora de seus genes. Nesse sentido, Marui e colaboradores (2002) demonstraram o envolvimento do fator ativador transcricional XlnR, inicialmente descrito para *Aspergyllus niger*, que leva à indução de genes xilanolíticos e celulolíticos em *Aspergillus oryzae* (denominado pelos autores como gene AoXlnR). Os fragmentos de cDNA clonados e transferidos do gene foram: AoXlnR sense primer 5'-AGTGTACAGGACACAGCATGTTCG-3' e antisense primer 5'-TAGTGCAAGACCACTGCCATC-3'. Este gene foi transferido e expresso em *Escherichia coli* para a realização de estudos moleculares. Os autores observaram que esse gene foi expresso constitutivamente em níveis baixos, mas foram verificados aumentos após exposição à celulose cristalina (Avicel) e celobiose. Os autores observaram que todos os genes de *celD* em *Aspergillus oryzae* foram expressos indutivamente após 1,5 horas de incubação com esses substratos.

Numa outra pesquisa, Coradetti e colaboradores (2012) realizaram ensaios genéticos sobre o controlo da expressão das celulases através da eliminação de vários factores transcricionais que são reconhecidos por actuarem na região promotora dos genes das celulases. Especificamente, trabalharam com uma estirpe de um fungo filamentoso, ou seja, *Neurospora crassa*. Foram utilizados métodos de engenharia para obter uma estirpe nocauteada para os seguintes factores de transcrição: *xlnR*, *acel*, *hap2*, *nit-2* (um homólogo do fator sensível ao azoto *areA*), *pacC* (deteção do pH), *cre-*

1 (repressão do catabolito do carbono). Apesar disso, quando o crescimento foi avaliado com Avicel, esta estirpe produziu mesmo uma quantidade significativa de celulases. Estudos posteriores revelaram o envolvimento de novos factores de transcrição que os investigadores denominaram *clr-1* e *clr-2* (reguladores responsivos à celobiose).

Segundo os autores, os genes *clr-1* e *clr-2* codificam proteínas que pertencem à superfamília de clusters binucleares de zinco específicos de fungos. Esta grande e diversa família de reguladores transcricionais inclui muitos reguladores previamente descritos do metabolismo alternativo do carbono, incluindo o ativador transcricional Gal4 de *Saccharomyces cerevisiae* e os reguladores celulósicos XYR1 e ACEII *de Trichoderma reesei*. Os membros desta família têm tipicamente dois domínios conservados, um grupo binuclear de zinco que coordena a ligação ao ADN e um domínio de homologia média conservado, que está frequentemente associado à regulação da atividade dos factores de transcrição. Tanto o CLR-1 como o CLR-2 têm a arquitetura de domínio canónica para os factores de transcrição do cluster binuclear de zinco, embora o domínio de homologia médio do CLR-2 esteja truncado.

Nos ensaios seguintes, os autores produziram estirpes que apresentavam a deleção destes factores (*clr-1* e *clr-2*). Assim, quando o crescimento foi efectuado durante 16 horas em sacarose e depois transferido para Avicel durante 24-48 horas, não mostraram qualquer atividade de celulase detetável quando testadas para a clivagem de carboximetilcelulose. As estirpes mutantes *clr-1* e *clr-2* segregaram ~5% da proteína total em comparação com as estirpes de tipo selvagem sob substratos celulolíticos e apresentaram apenas níveis vestigiais de atividade de xilanase (Coradetti et al., 2012).

Na verdade, os mecanismos de regulação dos genes da celulase e hemicelulase têm sido mais estudados em fungos filamentosos, principalmente em *Aspergillus* e *Trichoderma*. A produção destas enzimas extracelulares é um processo que consome energia, pelo que as enzimas são produzidas apenas em condições em que o fungo necessita de utilizar polímeros vegetais como fonte de energia e carbono (Amore et al., 2013). A presença de celulose, xilana ou misturas de polímeros vegetais no meio de cultura fúngico provoca uma produção abundante de actividades celulolíticas e xilanolíticas pelo *Trichoderma reesei*. Também foi relatado que (oligo)sacarídeos puros, como soforose, β-celobiona-1,5-lactona, D-xilose, xilobiose, galactose e lactose, induzem a produção de celulase e hemicelulose em *Trichoderma reesei* (Amore et al., 2013).

Relativamente à regulação dos genes das celulases e hemicelulases, de um modo geral, os factores indutores incluem XYR1, ACEII e o complexo HAP2/3/5; os principais repressores são ACE1 e o repressor de catabolitos de carbono CRE1. O principal regulador positivo da expressão dos genes da celulase e da hemicelulose é representado por XYR1 (regulador da xilanase 1), uma proteína de cluster binuclear de zinco que se liga a um motivo GGCTAA disposto como uma repetição invertida. A deleção de *xyr1* abole a indução de celulase em celulose e soforose e prejudica a indução de genes de hemicelulose envolvidos na degradação de xilana e arabinana, comprovando assim seu papel essencial no processo de indução. No entanto, a transcrição *de xyr1* parece não ser induzida durante o crescimento em celulose. A maioria dos ativadores transcricionais eucarióticos está presente nas células apenas em pequenas quantidades necessárias para iniciar a expressão do gene e, em muitos casos, são induzidos ainda mais pelas condições para as quais são necessários e são degradados quando não são mais necessários. Pelo contrário, a expressão *de xyr1* é regulada unicamente pela repressão do catabolito de carbono dependente de CRE1 e pela repressão pelo fator de transcrição específico ACE1, mas não por indução (Amore et al., 2013).

O ativador da celulase ACEII também pertence à classe das proteínas de agrupamento binuclear de zinco. Até agora, demonstrou-se que ocorre apenas em *Trichoderma* sp. A eliminação de *ACEII* reduz os níveis de transcrição das principais celulases e causa uma diminuição da atividade da celulase durante o crescimento em celulose, embora não afecte a indução de celulase por soforose. Vale a pena notar que o domínio de ligação ao ADN da ACEII é capaz de se ligar ao motivo promotor [GGC(T/A)4] presente no promotor *cbh1* também reconhecido por XYR1. Foi sugerido que a fosforilação e a dimerização são necessárias para a ligação da ACEII ao elemento promotor correspondente (Amore et al., 2013).

No que diz respeito ao complexo HAP2/3/5, muitas evidências permitiram concluir que este se liga à sequência CCAAT no genoma microbiano. O motivo CCAAT é um elemento *cis-acting* comum encontrado em qualquer orientação na região promotora e potenciadora de um grande número de genes eucarióticos. Em particular, nas leveduras, bem como nos fungos filamentosos, as proteínas de ligação à caixa CCAAT identificadas até agora pertencem todas ao grupo dos factores do tipo HAP. Ambos os promotores, *cbh2* e *cel6a*, são dependentes da caixa CCAAT ligada ao complexo de proteínas HAP2/3/5. O complexo HAP2/3/5 é considerado necessário para gerar uma estrutura de cromatina aberta necessária para a ativação transcricional completa. A hipótese de que as sequências CCAAT nos promotores da celulase poderiam desempenhar um papel conservado na geração de uma estrutura de cromatina aberta necessária para a ativação transcricional completa é apoiada pela deteção de uma região livre de nucleossomas em torno da área de ligação XYR1/ACEII/HAP2/3/5 no promotor *cel6a*, que é flanqueada por nucleossomas estritamente posicionados. A indução por soforose resulta numa perda de posicionamento dos nucleossomas-1 e -2 a jusante da área de ligação, tornando assim a caixa TATA acessível. Uma mutação na caixa CCAAT deslocou este posicionamento, comprovando assim o papel do complexo HAP2/3/5 neste processo (Amore et al., 2013). Os principais indutores e repressores de genes de celulases e hemicelulases transportados por *Trichoderma reesei* estão reunidos na Tabela 2.2.

Trichoderma reesei é um produtor eficiente de proteínas, que são segregadas no meio. Este fungo tem sido explorado pela indústria enzimática, apresentando rendimentos superiores a

100 g de proteínas segregadas/l provenientes de fermentações industriais. As principais proteínas segregadas são as que degradam os polissacarídeos vegetais, sendo as celulases as mais dominantes. No entanto, são também segregadas outras enzimas, tais como proteases, lacases, tirosinase e hidrofobinas. No que diz respeito à modulação da atividade secretora, os estudos sobre a regulação transcricional da via secretora revelaram semelhanças, mas também diferenças interessantes, com outros organismos, tais como um mecanismo diferente de indução da resposta a proteínas não dobradas e a repressão de genes que codificam proteínas secretadas em condições de stress de secreção. As respostas de stress da via secretora, nomeadamente o fenómeno RFESS, podem ser vistas como uma forma adicional de as células lidarem com o facto de terem proteínas desdobradas no retículo endoplasmático, desligando a síntese de novas proteínas no retículo endoplasmático a nível transcricional (Saloheimo e Pakula, 2012).

Tabela 2.2 - Principais factores transcricionais positivos (indutores) e negativos (repressores), sua estrutura mais provável e regiões de consenso dos genes de celulases, hemicelulases e xilanases transportados por *Trichoderma reesei*.

Name	Structure	Consensus region
	Inducers	
XYR1	Zinc binuclear cluster protein	5'-GGCTAA
ACE2	Zinc binuclear cluster proteins	5'-GGCTAATAA
HAP2	Multimeric protein complex	5'-CCAAT
HAP3	Multimeric protein complex	5'-CCAAT
HAP5	Multimeric protein complex	5'-CCAAT
	Repressors	
ACE1	Three Cys2His2-type zinc fingers	5'-AGGCA
CRE1	Cys2His2 type transcription factor	5'-SYGGRG

Adapted from Amore and coworkers (2013).

Outro fungo muito eficiente na degradação da celulose cristalina é o *Neurospora crassa*. Dois factores de transcrição de cluster binuclear de zinco (CLR-1 e CLR-2) são reguladores importantes de genes que codificam celulases e hemicelulases na presença de celulose como fonte de carbono, mas não são necessários para o crescimento ou produção de atividade hemicelulósica na presença de xilano. CLR-1 promove a expressão de vários genes necessários para a utilização de celobiose, bem como a de *clr-2*. O CLR-2, talvez num complexo com o CLR-1, induz diretamente a expressão dos genes da celulase e da hemicelulase, quando *a Neurospora crassa* é cultivada em avicel. Análises filogenéticas das sequências de proteínas CLR-1 e CLR-2 realizadas pelo mesmo grupo mostraram que esses fatores são conservados nos genomas da maioria dos fungos ascomicetos filamentosos que degradam a celulose, sugerindo que homólogos de CLR-1 e CLR-2 desempenham um papel importante na degradação da parede celular das plantas (Amore et al., 2013).

O fator de transcrição responsável pela via de sinalização do pH é a proteína PacC. Em *Aspergillus nidulans*, este regulador medeia a adaptação da célula ao pH através da ativação de genes que são preferencialmente expressos em meio alcalino e da repressão de genes específicos associados ao ácido. Em pH alcalino, PacC-3 é ativado por proteólise catalisada por PalB, e PacC-3 ativo liga-se ao ADN dos seus genes alvo através do consenso central 5'-GCCARG-3' em *Neurospora crassa* (Amore et al., 2013).

A este respeito, Antoni eto e colaboradores (2017) investigaram o papel do regulador de pH PAC-3 em *Neurospora crassa* durante o seu crescimento em bagaço de cana-de-açúcar em diferentes condições de pH. Os seus dados indicam que a secreção de enzimas celulolíticas é reduzida na estirpe de nocaute PacC-3 em pH alcalino, enquanto as xilanases são reguladas positivamente por PacC-3 em meios ácidos (pH 5,0), neutros (pH 7,0) e alcalinos (pH 10,0). Os perfis de expressão de genes, avaliados por extração de ARN e análise quantitativa em tempo real (RT-qPCR), revelaram que os genes que codificam celulases e hemicelulases também estão sujeitos ao controlo de PacC-3. Além disso, a deleção de *pac-3* afeta a expressão de genes codificadores de fatores de transcrição. Em conjunto, os resultados sugerem que a regulação dos genes da holocelulase por PacC-3 pode ocorrer tanto de forma direta como indireta (Antonieto et al., 2017).

Um regulador da degradação da xilana-1 (*xlr-1*) é essencial para a degradação da hemicelulose em *Neurospora crassa* (os seus ortólogos são XlnR para *Aspergillus* sp. e XYR1 para *Trichoderma* sp). Foi demonstrado que uma deleção do gene *xlr-1* abole o crescimento deste fungo em meios contendo xilano e xilose, mas afeta ligeiramente o crescimento em Avicel e a produção de atividade de celulase na presença deste substrato. Para determinar os mecanismos reguladores da degradação da hemicelulose, os autores exploraram a regulação transcricional do XLR-1 em condições de xilose, xilanolíticas e celulolíticas. Os seus resultados mostraram que o XLR-1 regula apenas alguns genes de hemicelulase previstos em *Neurospora crassa* e foi necessário para uma indução completa de vários genes de celulase. Além disso, entre os genes induzidos pela xilana existem 19 genes de permease/transportador e a sua indução completa requer um *xlr-1* funcional (Amore et al., 2013).

Outro fator de transcrição identificado em *Neurospora crassa* foi a proteína NIT2 (AreA em *Aspergillus nidulans*), um membro da família dos factores GATA, caracterizado em *Neurospora crassa* como um regulador positivo de genes que codificam enzimas para o catabolismo de fontes de azoto em condições de limitação de azoto. Foi sugerido que *o nit-2* também actua como repressor do metabolismo do carbono. Analisaram elementos *cis* presentes no promotor do gene que codifica a glicogénio sintase (*gsn*) e mostraram que *o nit-2* é capaz de se ligar a esses elementos *cis*. Além disso, a ablação de *nit-2* levou a que a estirpe nocauteada mostrasse perda de acumulação de glicogénio, apesar de ter uma baixa expressão do gene *gsn* em comparação com a estirpe de tipo selvagem, sugerindo que podem ter um papel na regulação do metabolismo do glicogénio (Amore et al., 2013).

No que diz respeito aos repressores dos genes das celulases e hemicelulases, foi referido que o CRE-1 regula os genes envolvidos na utilização da parede celular das plantas ligando-se diretamente a motivos adjacentes nas regiões promotoras e também pode competir pela ligação com factores reguladores positivos. Os autores demonstraram que a deleção de *cre-1* causou a expressão constante de genes de celulase, resultando em maior atividade enzimática celulolítica. Além disso, *o cre-1* causou a repressão de genes celulolíticos durante o crescimento em Avicel. O fator de transcrição *cre-1* regula também a expressão da hemicelulase. Assim, foi observado que a transcrição da maioria dos genes de hemicelulase em *Neurospora crassa* é feita através da indução por moléculas xilanolíticas e é regulada por *xlr-1* e/ou outros factores de transcrição. No entanto, o sistema hemicelulolítico também é sensível à repressão por catabólitos de carbono. CRE-1 regula o nível de expressão de alguns, mas não todos, genes de hemicelulase em *Neurospora crassa* sob condições Avicel. O *xlr-1* é regulado por uma combinação de indução e desrepressão e também está sujeito à repressão do catabolito de carbono não mediada por CRE-1 (Amore et al., 2013) (Tabela 2.3).

Tabela 2.3 - Principais factores transcricionais positivos (indutores) e negativos (repressores), sua estrutura mais provável e regiões de consenso dos genes de celulases, hemicelulases e xilanases transportados por *Neurospora crassa.*

	Inducers	
Name	**Structure**	**Consensus region**
CLR1	Two zinc binuclear cluster	—
PacC	Three CYs2His2-type zinc fingers	5'-GCCARG
XLR1	Zinc binuclear cluster protein	—
NIT2	Single zinc finger protein	5'-TATCTA
	Repressors	
CRE1	Cys2His2 type transcription factor	5'-SYGGRG

Adapted from Amore and coworkers (2013).

Entre o género *Aspergillus*, as espécies mais estudadas são *Aspergillus nidulans*, *Aspergillus oryzae*, *Aspergillus niger* e *Aspergillus fumigatus*. Estas espécies contêm cerca de 200 genes que codificam enzimas envolvidas na degradação de polissacarídeos. A maioria destes genes é induzida por factores de transcrição pertencentes à família de motivos de ligação ao ADN do cluster binuclear Zn(II)2Cys6 (Amore et al., 2013).

Assim, foi observado que o fator XlnR é o principal ativador transcricional que medeia a expressão de celulases, hemicelulases e genes de enzimas acessórias para a degradação da xilana em *Aspergillus* sp. No entanto, foi descrito um novo ativador para *Aspergillus aculeatus*, ou seja, o ClbR, que apresenta a mesma estrutura que outros anteriormente conhecidos [o motivo de ligação ao ADN do cluster binuclear Zn(II)2Cys6]. Foi demonstrado que controla a indução dos genes da celulase e da xilanase em resposta à celobiose e à celulose, que são regulados por vias de sinalização dependentes e independentes de XlnR (Amore et al., 2013).

Embora o fator de transcrição ACE1 não tenha sido identificado em *Aspergillus* sp, um ortólogo de ACE1 encontrado em *Trichoderma reesei* já foi descrito em *Aspergillus nidulans*, sendo denominado stz4. Os promotores *cpcA* (cross pathway control regulator of amino acid biosynthesis) de *Aspergillus nidulans* e *Aspergillus fumigatus* têm sete sítios potenciais de ligação ACE1/StzA, seis dos quais são altamente conservados em posição. A presença de potenciais sítios de ligação CPC1 (5'-TGAC/GTCA) nos promotores *stzA* e *ace1* sugere uma ligação intrigante entre a disponibilidade intracelular de aminoácidos e a expressão do gene da celulase (Amore et al., 2013).

PacC é o principal fator envolvido na expressão dependente do pH em *Aspergillus* sp. Apesar de terem sido realizados poucos estudos sobre este assunto, algumas evidências sugerem que a expressão dependente do pH de genes xilanolíticos e pectinolíticos também se encontra em *Aspergillus* sp. Por exemplo, foi demonstrado que *Aspergillus kawachii* produz diferentes poligalacturonases utilizando meios de cultura com diferentes pHs, enquanto a estirpe mutante PacC de *Aspergillus nidulans* não produz atividade arabinofuranosidase, nem duas endoxilanases, nomeadamente, *xlnA* e *xlnB*. Além disso, foram revelados dois e um sítios *de consenso* PacC nas regiões promotoras de *xlnA, xlnB* e *xlnD*, respetivamente.

Outro fator transcricional encontrado em *Aspergillus* sp. é o AreA, que induz a expressão de genes que codificam enzimas envolvidas no metabolismo do nitrogénio em condições de supressão de amónio (Amore et al., 2013).

No que diz respeito aos repressores de celulases, sabe-se que os factores transcricionais *CreA*, *CreB* e *CreC* estão envolvidos no mecanismo regulador da repressão de catabólitos de carbono em *Aspergillus* sp. *A* repressão mediada por *CreA* em *Aspergillus* foi demonstrada para genes que codificam celulase, arabinases, várias endoxilanases e outras actividades xilanolíticas, como xilosidase, feruloil esterase e algumas pectinases. O motivo de *consenso* de ligação para a *CreA de Aspergillus nidulans* foi determinado como sendo 5'- SYGGRG. Para além da glucose, outras fontes de carbono monomérico resultam na repressão da expressão genética *mediada por CreA*, como a xilose. CreB codifica uma enzima desubiquitinadora e é um membro funcional de uma nova subfamília da família *ubp* definida pelo homólogo humano UBH1. Forma um complexo com uma proteína de repetição WD40 codificada por *creC*, o que é necessário para evitar a proteólise de *CreB* na ausência de repressão do catabolito de carbono. Curiosamente, a E3 ubiquitina ligase LIM1 também responde às condições de indução da celulase e liga-se ao *promotor cbh2*. Por último, foi relatado que a *CreD* está envolvida na repressão do catabolito de carbono de *Aspergillus* sp. Mutações em *creD* suprimem os efeitos fenotípicos de mutações em *creC* e *creB*. CreD contém domínios de arrestina e motivos PY e é muito semelhante a Rod1p e Rog3p *de Saccharomyces cerevisiae*, que interagem com a ubiquitina ligase Rsp5p (Amore et al., 2013) (Tabela 2.4). Para uma discussão mais detalhada sobre as vias específicas a jusante de cada fator de transcrição, recomendam-se as revisões de Aro e colaboradores (2005) e Amore e colaboradores (2013).

Tabela 2.4 - Principais factores transcricionais positivos (indutores) e negativos (repressores), sua estrutura mais provável e regiões de consenso dos genes de celulases, hemicelulases e xilanases transportados por *Aspergillus* sp.

	Inducers	
Name	**Structure**	**Consensus region**
PacC	Three CYs2His2-type zinc fingers	5'-GCCARG
XlnR	Zinc binuclear cluster protein	5'-GGCTAAA
ClbR	Zn(II)2Cys6-binuclear cluster DNA-binding motif	CGG or CCG triplets
AreA	Highly conserved DNA binding motif comprising a Cys(4) zinc finger followed by a basic domain	5'-GATA (core sequence)
	Repressors	
CREA	Cys2His2 type transcription factor	5'-SYGGRG
CREB	Cys2His2 type transcription factor	5'-SYGGRG
CREC	Cys2His2 type transcription factor	5'-SYGGRG

Adapted from Amore and coworkers (2013).

2.3 - Indução da expressão de celulases por técnicas de engenharia genética

A manipulação genética de microrganismos celulolíticos (especialmente *Trichoderma reesei*) surgiu como alternativa para melhorar a síntese/secreção e a atividade das celulases. De momento, o foco principal tem sido colocado na estabilidade das enzimas a temperaturas mais elevadas, na atividade em gamas de pH mais amplas e no alívio da inibição por componentes presentes na mistura de sacarificação (Druzhinina e Kubicek, 2017).

Com esta preocupação, Zou e colaboradores (2012) construíram uma estirpe geneticamente modificada de *Trichoderma reesei* que hiperexpressa celulases. Tendo em conta que o repressor CRE1 reduz os efeitos desempenhados pelo indutor *cbh1* ligando-se a vários locais no seu promotor, substituíram o *promotor cbh1* pelos locais de ligação do ativador transcricional ACEII e do complexo HAP2/3/5 para melhorar a eficiência do promotor. Para melhorar ainda mais a eficiência da expressão heteróloga de genes bacterianos em *Trichoderma reesei*, foram testados um ligante flexível de poliglicina e um ligante rígido de α-hélice na construção de genes de fusão entre *cbh1* de *Trichoderma reesei* e *e1*, que codifica uma endoglucanase de *Acidothermus cellulolyticus*.

Os investigadores observaram que o promotor modificado resultou num aumento do nível de expressão da proteína verde fluorescente repórter de 5,5 vezes em meio de cultura indutor e de 7,4 vezes em meio de cultura repressor. Os genes de fusão de *cbh1* e *e1* foram expressos com sucesso em *Trichoderma reesei* sob o controlo do promotor *pcbh1m2*. As actividades enzimáticas mais elevadas e a termoestabilidade da proteína de fusão com ligante rígido indicaram que o ligante rígido pode ser mais adequado para o sistema de expressão heteróloga em *Trichoderma reesei*. Em comparação com a estirpe-mãe RC30-8, a atividade contra o papel de filtro e a CMC da mistura enzimática segregada do transformante R1 correspondente com o ligante rígido aumentou 39% e 30% a 60°C, respetivamente, e a concentração reduzida de açúcar no hidrolisado de palha de milho pré-tratada aumentou drasticamente 40% a 55°C e 169% a 60°C quando a sua mistura enzimática foi utilizada na hidrólise. Tendo em conta os seus resultados, Zhou e colaboradores (2012) concluíram que as optimizações do promotor e do linker para genes híbridos podem melhorar drasticamente a eficiência da expressão heteróloga de genes de celulase em *Trichoderma reesei*.

Neste fungo, ao contrário do que acontece em *Neurospora crassa*, *Fusarium graminearum* ou *Aspergillus* sp., o ativador transcricional XYR1 é o principal ativador transcricional da expressão dos genes da celulase e da xilanase. A deleção desse gene elimina a indução de celulase por todos os indutores conhecidos, enquanto a superexpressão de *xyr1* a aumenta. Por exemplo, a sobreexpressão constitutiva de *xyr1* noutro *Trichoderma* sp. mostrou um aumento de 26 vezes na produção de um complexo enzimático que exibiu uma taxa de hidrólise do bagaço de cana-de-açúcar

25% superior durante as primeiras 24 horas de sacarificação. Em consonância com isto, um mutante XYR1 (V821F) expresso constitutivamente (o que leva a uma repressão reduzida da glucose) em *Trichoderma reesei* resultou num aumento da produção de celulase e xilanase no bagaço de cana-de-açúcar.

Três outras proteínas ou complexos proteicos, nomeadamente os activadores transcricionais Zn2Cys6 ACEII e ACEIII, e o complexo proteico de ligação CCAAT (HAP2/3/5) estão também envolvidos na regulação da expressão do gene da celulase em *Trichoderma reesei*. Até à data, apenas a sobreexpressão de *ace3* demonstrou resultar numa maior formação de celulase (Druzhinina e Kubicek, 2017).

Zhang e colaboradores (2017) construíram um regulador de celulase híbrido, que consistia no domínio de ligação ao ADN do repressor de glucose CRE1 fundido com os domínios de ligação do efector XYR1. Sua superexpressão em *Trichoderma reesei* levou a um aumento de aproximadamente 30 vezes na produção constitutiva de celulase e hemicelulase em glicose. Num estudo anterior, Zhang e colaboradores (2016) construíram uma biblioteca artificial de proteínas de dedo de zinco e expressaram-na em *Trichoderma reesei*. Um dos respectivos mutantes mostrou um aumento de 55% na atividade da celulase contra o papel de filtro e uma atividade de β-glucosidase 8,1 vezes maior. Foi também demonstrado que a expressão do gene da celulase é reprimida por hidratos de carbono de assimilação rápida, o que se deve à ação da proteína repressora do catabolito de carbono CRE1. Esta interfere tanto com a expressão constitutiva como com a expressão induzida dos genes da celulase e da hemicelulose, mas o grau desta repressão varia consoante os diferentes genes da celulase e da hemicelulose. Por exemplo, apenas a expressão constitutiva, mas não a induzida, do gene da *celobiohidrolase cel6A* e do gene da xilanase *xyn1* é reprimida por CRE1. Em contrapartida, o CRE1 reprime tanto a expressão constitutiva como a induzida do gene *cel7a* da *celobiohidrolase* 1. A eliminação da função de CRE1 já tinha sido obtida por mutagénese clássica e resultou numa estirpe com maior formação de celulase na presença de uma maior concentração de fontes de carbono indutoras (celulose ou lactose). Esta estirpe, conhecida como *Trichoderma reesei* RUT C30, tem uma versão truncada do gene *cre1* que expressa apenas o dedo de zinco, mas não os domínios de transactivação. Também foram analisadas estirpes recombinantes de *Trichoderma reesei* com perda de função de *cre1*, mas, ao contrário da RUT C30, apresentam um fenótipo pleomórfico, pelo que a sua utilização na produção de celulase é limitada (Druzhinina e Kubicek, 2017).

Outro fator de transcrição Zn2Cys6, ou seja, ACE1, actua como um repressor parcial da expressão dos genes da celulase e da xilanase, e as estirpes portadoras de um alelo deletado apresentaram uma maior formação de celulase (Druzhinina e Kubicek, 2017). Por conseguinte, representa um novo alvo a ser trabalhado com o objetivo de controlar/estimular a sobreexpressão de celulases.

Em suma, a síntese de celulases funciona de forma regulada, principalmente por um mecanismo de feedback negativo exercido pelos produtos finais da sua atividade catalítica a nível transcricional. Em conjunto, a regulação da atividade e expressão das enzimas oferece um padrão complexo de controlo da taxa de degradação da celulose por microrganismos celulolíticos, como os pertencentes ao ecossistema ruminal. A manipulação dos factores que controlam a expressão das celulases poderia ser uma forma de melhorar os processos biotecnológicos para a produção de biocombustíveis a partir da hidrólise da biomassa.

CONCLUSÕES

As celulases sintetizadas por microrganismos ruminais são normalmente activas em condições moderadas de temperatura, concentração de sal e nível de protões, enquanto as enzimas expressas por microrganismos termoalcalifílicos isolados do solo ou de lagos salgados são normalmente resistentes a uma gama mais vasta de condições adversas e, por conseguinte, mais adequadas para aplicações industriais. Os efeitos negativos representam um mecanismo seletivo no ecossistema ruminal, selecionando microrganismos mais adaptados para suportar tais flutuações em termos de pH e disponibilidade de substratos. As condições adversas provocam uma redução da população de microrganismos celulolíticos e, por sua vez, da taxa de degradação da celulose.

Parece que a atividade das celulases dos microrganismos ruminais é estimulada pelo cálcio numa gama de mM e é suscetível à oxidação de resíduos críticos de tiol. Por outro lado, as celulases de microrganismos termoalcalifílicos toleram a exposição a muitos catiões e aniões e, entretanto, são activadas ou inibidas por vários iões.

As celulases são também reguladas a nível transcricional, normalmente inibidas por produtos finais da hidrólise da celulose, como a glucose (repressor de catabolitos). A celobiose é, geralmente, um ativador de importância fisiológica. Alguns níveis de celulases são expressos constitutivamente pelas células celulolíticas cultivadas em substratos fibrosos, e uma quantidade maior destas enzimas está sob regulação por muitos estímulos operando por um número de factores transcricionais dirigidos à região promotora dos genes das celulases. O alívio da repressão e/ou o estímulo de indutores de genes de celulases poderia ser uma estratégia para melhorar a capacidade de microrganismos celulolíticos, principalmente fungos filamentosos, na hidrólise de produtos lignocelulósicos para a produção biotecnológica de biocombustíveis, como o bioetanol.

Na verdade, muitas pesquisas sobre a atividade das celulases centram-se exatamente no processamento da biomassa e nas aplicações industriais. Parece haver menos interesse na atividade da celulase relacionada com a alimentação e nutrição animal. No entanto, a otimização dos regimes alimentares poderia evitar a ocorrência de condições ambientais deletérias no ecossistema ruminal e, assim, melhorar a atividade das celulases e a degradação da celulose a nível molecular. Em termos práticos, a digestibilidade das forragens grosseiras para os animais mantidos numa dieta à base de forragens pode ser maximizada e o desempenho animal pode ser melhorado. Assim, enfatiza-se a relação entre os conceitos de nutrição e bioquímica que, em conjunto, podem traduzir-se em recomendações úteis para investigadores e técnicos com o objetivo de melhorar os índices de produção animal e a rentabilidade das explorações.

REFERÊNCIAS

ALLEN, M.S. Relação entre a produção de ácidos de fermentação no rúmen e a necessidade de fibra física efetiva. **J. Dairy Sci.**, v. 80, p.1447-1462, 1997.

AL-SHEIKH, H.; WATSON, A.J.; LACEY, G.A.; et al. O stress do retículo endoplasmático conduz a uma regulação negativa selectiva da transcrição do gene da glucoamilase em *Aspergillus niger*. **Mol. Microbiol**, v. 53, p. 1731-1742, 2004.

AMORE, A.; GIACOBBE, S.; FARACO, V. Regulação da expressão gênica de celulases e hemicelulases em fungos. **Current Genomics**, v. 14, p. 230-249, 2013.

ANTONIETO, A.C.C.; PEDERSOLI, W.R.; CASTRO, L.S.; et al. Deleção do regulador de pH PacC-3 afeta a atividade de celulase e xilanase durante a degradação do bagaço de cana-de-açúcar por *Neurospora crassa*. **PlosOne**, v. 20, p. 2017. Disponível em: <https://joumals.plos.org/plosone/article?id=10.1371/journal.pone.0169796> Acesso em 25 de outubro de 2018.

ARO, N.; ILMEN, M.; SALOHEIMO, A.; et al. ACEI é um repressor dos genes da celulase e da xilanase em *Trichoderma reesei*. **Appl. Environ. Microbiol**, v. 69, p. 56-65, 2002.

ARO, N.; ILMEN, M.; SALOHEIMO, A.; et al. ACEI de *Trichoderma reesei* é um repressor da expressão de celulase e xilanase. **Appl. Environ. Microbiol**, p. 56-65, 2003.

ARO, N.; PAKULA, T.; PENTTILA, M. Regulação transcricional da degradação da parede celular das plantas por fungos filamentosos. **FEMS Microbiol. Rev.**, v. 29, p. 719-739, 2005.

ARO, N.; SALOHEIMO, A.; ILMEN, M.; et al. ACEII, um novo ativador transcricional envolvido na regulação dos genes da celulase e da xilanase de *Trichoderma reesei*. **J. Biol. Chem**, v. 276, p. 24309-24314, 2001.

ARTI, S.; ANURAG, S.; SARIKA, Y. Um estudo cinético sobre enzimas de celulase de *Aspergillus niger*. **International Journal of Pharma and Bio Sciences (IJPBS),**

v. 2(3), B36-B40, 2011.

AUNG, S.; AUNG, O.; MYINT, A. Estudos cinéticos sobre a celulase *de Trichoderma viride*. **Proc. do M.A.A.S**, Fev, p. 209-217, 2001.

AYGAN, A.; ARIKAN, B. Uma nova endoglucanase halo-alifílica e termoestável de *Bacillus* sp. C14 moderadamente halofílico isolado do lago Van Soda. **Int. J. Agri. Biol.**, v. 10(4), p. 369-374, 2008.

BELTRAN, N.A.R.; LEONEL, F.P.; VILLELA, S.D.J.; et al. Cinética da taxa de passagem ruminal de partículas de silagem de capim-sudão, milho e consorciado. **Rev. Bras. Saude Prod. Anim.**, v. 16(1), p. 149-160, 2015.

BENNINK, M.R.; TYLER, T.R.; WARD, G.M.; et al. Ionic milieu of bovine and ovine rumen as affected by diet. **J. Diary Sci.**, v. 61, p. 315-323, 1978.

BERGEN, W.G. Rumen osmolality as a fator in feed intake control of sheep. **J. Anim. Sci.**, v. 34, p. 1054, 1972.

BEZERRA, E.S.; QUEIROZ, A.C.; BEZERRA, A.R.G.F.; et al. Perfil granulométrico da fibra dietética sobre o tempo médio de retenção e a digestibilidade aparente para vacas leiteiras. **R. Bras. Zootec.**, v. 33(6), p. 2378-2386, 2004.

BURGOS, M.S.; LANGHANS, W.; SENN, M. Papel da hipertonicidade do líquido ruminal na hipofagia induzida pela desidratação em vacas. **Physiology & Behavior**, v. 71, p. 423430, 2000.

CADDICK, M.X.; BROWNLEE, A.G.; ARST, Jr.H.N. Regulation of gene expression by pH of the growth medium in *Aspergillus nidulans*. **Mol. Gen. Genet.**, v. 203, p. 346-353, 1986.

CANEVASCINI, G.; COUDRAY, M.R.; REY, J.P.; SOUTHGATE, R.J.G.; MEIER, H. Indução da repressão de catabólitos da síntese de celulase no fungo termofílico *Sporotrichum thermophile*. **Journal of General Microbiology**, v. 110, p. 291-303, 1979.

CORADETTI, S.T.; CRAIG, J.P.; XIONG, Y.; SHOCK, T.; TIAN, C.; GLASS, N.L. Conserved and essential transcription factors for cellulase gene expression in ascomycete fungi. **PNAS**, v. 109, p. 7397-7402, 2012.

CARTER, R.R.; GROVUM, W.L. A review of the physiological significance of hypertonic body fluids on feed intake and ruminal function: salivation, motility and microbes. **J. Anim. Sci.**, v. 68, p. 2811-2832, 1990.

DAVIES, G.; HENRISSAT, B. Estruturas e mecanismos das glicosil hidrolases. **Structure**, v. 3, p. 853-859, 1995.

DEHORITY, B.A.; MALES, J.R. Osmolalidade do fluido ruminal: avaliação da sua influência sobre a ocorrência e o número de protozoários holotróficos em ovinos. **J. Anim. Sci.**, v. 38, p. 865-870, 1974.

DRUZHININA, I.S.; KUBICEK, C.P. Engenharia genética de celulases *de Trichoderma reesei* e sua produção. **Microbial Biotechnology**, v. 10, p. 1485-1499, 2017.

GARDNER, R.M.; DOERNER, K.C.; WHITE, B.A. Purificação e caraterização de uma exo-β-1,4-glucanase de *Ruminococcus flavefaciens* FD-1. **J. Bacteriol**, p. 4581-4588, 1987.

GIELKENS, M.M.; DEKKERS, E.; VISSER, J.; et al. Dois genes codificadores de celobiohidrolases de *Aspergillus niger* requerem D-xilose e o ativador transcricional xilanolítico XlnR para a sua expressão. **Appl. Environ. Microbiol**, v. 65, p. 4340-4345, 1999.

GRANT, R.J.; MERTENS, D.R. Influência do pH do tampão e da adição de amido de milho cru na cinética de digestão da fibra *in vitro*. **J. Dairy Sci.**, v. 75(10), p. 2762-2768, 1992.

GRANT, R.J.; WEIDNER, S.J. Digestion kinetics of fiber: influence of *in vitro* buffer pH varied within observed physiological range. **J. Diary Sci.**, v. 75, p. 1060-1068, 1992.

HADDAD, S.G.; GRANT, R.J. Influence of non-fiber carbohydrate concentration on forage fiber digestion *in vitro*. **Anim. Feed Sci. Tech.**, v. 86, p. 107-115, 2000.

HU, Z-H.; YU, H-Q.; ZHU, R-F. Influência do tamanho das partículas e do pH na degradação anaeróbia da celulose por micróbios ruminais. **Int. Biodeter. Biodegr.**, v. 55, p. 233238, 2005.

HUANG, L.; FORSBERG, C.W.; THOMAS, D.Y. Purificação e caraterização de uma celobiosidase estimulada por cloreto de *Bacteroides succinogenes* S85. **J. Bacterol.**, v. 2923-2932, 1998.

IQBAL, H.M.N.; AHMED, I.; ZIA, M.A.; et al. Purificação e caraterização dos parâmetros cinéticos da celulase produzida a partir de palha de trigo por *Trichoderma viride* sob SSF e sua compatibilidade com detergentes. **Advances in Bioscience and Biotechnology (ABB)**, v. 2, p. 149-156, 2011.

ILMEN, M.; THRANE, C.; PENTTILA, M. O gene repressor da glucose cre1 de Trichoderma: isolamento e expressão de uma forma completa e de uma forma mutante truncada. **Mol. Gen. Genet.**, v. 251, p. 451-460, 1996.

JOHNSON, E.A.; SAKAJOH, M.; HALLIWELL, G.; et al. Sacarificação de substratos celulósicos complexos pelo sistema de celulase de *Clostridium thermocellum*. **Appl. Environ. Microbiol**, p. 1125-1132, 1982.

JUDKINS, M.B.; WALLACE, J.D.; GALYEAN, M.L.; et al. Taxas de passagem, fermentação ruminal e mudança de peso em bovinos suplementados com proteína. **Journal of Range Management**, v. 40(2), p. 100-105, 1987.

KIM, C-H. Caracterização e especificidade do substrato de uma endo-1,4-β-D-glucanase I (Avicelase I) de um complexo multienzimático extracelular de *Bacillus circulans*. **Appl. Environ. Microbiol**, p. 959-965, 1995.

KRAUSE, D.O.; DENMAN, S.E.; MACKIE, R.I.; et al. Opportunities to improve fiber degradation in the rumen: microbiology, ecology, and genomics. **FEMS Microbiol. Rev.**, v. 27, p. 663-693, 2003.

KUDLA, B.; CADDICK, M.X.; LANGDON, T.; et al. O gene regulador areA que medeia a repressão dos metabolitos do azoto em *Aspergillus nidulans*. As mutações que afectam a especificidade da ativação do gene alteram um resíduo de loop de um dedo de zinco putativo. **EMBO J.**, v. 9, p. 1355-1364, 1990.

Le LIBOUX, S.; PEYRAUD, J.L. Effect of forage particle size and feeding frequency on fermentation patterns and sites and extent of digestion in dairy cows fed mixed diets. **Anim. Feed Sci. Tech.**, v. 76, p. 297-319, 1999.

LYND, L.R.; WEIMER, P.J.; van ZYL, W.H.; et al. Microbial cellulose utilization: fundamentals and biotechnology. **Microbiol. Mol. Biol. Rev.**, v. 66, p. 506-577, 2002.

MAIORINO, F.; AKKARAWONGSA, R.; WEIMER, P.J. O pH inicial como determinante da taxa de digestão da celulose por microrganismos mistos ruminais *in vitro*. **J. Diary Sci.**, v. 84(4), p. 848-859, 2001.

MAMBRINI, M.; PEYRAUD, J.I.; HETSAULT, H.; et al. Tempo médio de retenção no trato digestivo e digestão de azevém perene fresco por vacas leiteiras em lactação: influência da maturidade da erva e comparação com uma dieta de silagem de milho. **Reprod. Nutr. Dev**., v. 34, p. 9-23, 1994.

MANDELS, M.; PARRISH, F.W.; REESE, E.T. Sophrose as an inducer of cellulase in *Trichoderma reesei.* **J. Bacteriol**, v. 83, p. 400-408, 1962.

MARUI, J.; KITAMOTO, N.; KATO, M.; KOBAYASHI, T.; TSUKAGOSHI, N. O ativador transcricional, AoXlnR, medeia a expressão indutora de celulose dos genes xilanolíticos e celulolíticos em *Aspergillus oryzae*. **FEBS Letters**, v. 528, p. 279282, 2002.

MARZLUF, G.A. Genetic regulation of nitrogen metabolism in the fungi. **Microbiol. Mol. Biol. Rev.**, v. 61, p. 17-32, 1997.

McNABB, D.S.; XING, Y.; GUARENTE, L. Cloning of yeast HAP5: a novel subunit of a heterotrimeric complex required for CCAAT binding. **Genes Dev.**, v. 9, p. 47-58, 1995.

MOULD, F.L.; ORSKOV, E.R.; MANN, S.O. Efeitos associativos de alimentos mistos. I. Efeitos do tipo e nível de suplementação e a influência do pH do fluido ruminal na celulólise *in vivo* e na digestão da matéria seca de vários alimentos grosseiros. **Anim. Feed Sci. Tech.**, v. 10(1), p. 15-30, 1983.

MOURINO, F.; AKKARAWONGSA, R.; WEIMER, P.J. O pH inicial como determinante da taxa de digestão da celulose por microrganismos ruminais mistos *in vitro*. **J. Dairy Sci.**, v. 84, p. 848-859, 2001.

NELSON, M.; COX, M. **Impressões de Bioquímica**, 5a ed., São Paulo (SP), 2010. Artmed, São Paulo (SP), 2010.

NOGAWA, M.; GOTO, M.; OKADA, H.; et al. L-Sorbose induces cellulase gene transcription in the cellulolytic fungus *Trichoderma reesei*. **Curr. Genet.**, v. 38, p. 329-334, 2001.

OBISPO, N.E.; DEHORITY, B.A. Factores que afectam a concentração e a atividade celulolítica dos fungos do rúmen de ovinos. **Pesquisa Pecuária para o Desenvolvimento Rural**, 14(5),

2002. Disponível em http://www.lrrd.Org/lrrd14/5/obis145.htm. Acedido em 15 de setembro de 2016.

OHARA, H.; KARITA, S.; KIMURA, T.; et al. Caracterização do complexo celulolítico (celulossoma) de *Ruminococcus albus*. **Biosci. Biotechnol. Biochem.**, v. 64, p. 254-260, 2000.

OHMIYA, K.; SHIMIZU, M.; TAYA, M.; et al. Purificação e propriedades da celobiosidase de *Ruminococcus albus*. **J. Bacteriol**, p 407-409, 1982.

OLESEN, J.T.; GUARENTE, L. The HAP2 subunit of yeast CCAAT transcriptional activator contains adjacent domains for subunit association and DNA recognition: model for the HAP2/3/4 complex. **Genes Dev.**, v. 4, p. 1714-1729, 1990.

OZAKI, K.; ITO, S. Purificação e propriedades de uma endo-1,4-β-glucanase ácida de *Bacillus* sp. KSM-330. **J. Gen. Microbiol**, v. 137, p. 41-48, 1991.

PAKULA, T.M.; LAXELL, M.; HUUSKONEN, A.; et al. Os efeitos de fármacos que inibem a secreção de proteínas no fungo filamentoso *Trichoderma reesei*. Evidência de regulação negativa de genes que codificam proteínas secretadas nas células stressadas. **J. Biol. Chem**, v. 278, p. 45011-45020, 2003.

PAVLOSTATHIS, S.G.; MILLER, T.L.; WOLIN, M.J. Cinética da fermentação de celulose insolúvel por culturas contínuas de *Ruminococcus albus*. **Appl. Environ. Microbiol**, p 2660-2663, 1988.

PETTIPHER, G.L.; LATHAM, M.J. Characteristic of enzymes produced by *Ruminococcus flavefaciens* which degrade plant cell walls. **J. Gen. Microbiol**, v. 110, p. 21-27, 1979.

PINARES-PATINO, C.S.; EBRAHIMI, S.H.; McEVAN, J.C.; et al. Is rumen retention time implicated in sheep differences in methane emission. **Proceedings of the New Zealand Society of Animal Production**, v. 71, p. 219-222, 2011.

PRAUCHNER, C.A. **A degradaçao da celulose pelos ruminantes**. Editora da UFRGS, Porto Alegre (RS), 2018.

PRAUCHNER, C.A.; KOZLOSKI, G.V.; FARENZENA, R. Avaliação do tratamento de sonicação e da composição do tampão na extração de proteínas de bactérias ruminais e na atividade da carboximetilcelulase. **J. Sci. Food Agric.**, v. 93, p. 1733-1736, 2013.

PURICH, D.L. Factores que influenciam a atividade enzimática. In: **Enzyme kinetics: catalysis & control**. Academic Press/Elsevier, Londres, pp. 379-484, 2010.

RAWEESRI, P.; RIANGRUNGROJANA, P.; PINPHANICHAKARN, P. α-L-Arabinofuranoside from *Streptomyces* sp. PC22: purificação, caraterização e sua ação sinérgica com enzimas xilanolíticas na degradação de xilana e resíduos agrícolas. **Bioresource Technol**, v. 99, p. 8981-8986, 2008.

RUSSEL, J.B. Efeito do pH extracelular no crescimento e na força motriz de protões de *Bacteroides succinogenes*, uma bactéria ruminal celulolítica. **Appl. Environ. Microbiol**, p. 2379-2383, 1987.

RUSSEL, J.B.; BALDWIN, R.L. Preferências de substrato em bactérias ruminais: evidência de um mecanismo de regulação de catabólitos. **Appl. Environ. Microbiol**, p. 319-329, 1978.

RUSSEL, J.B.; BALDWIN, R.L. Comparação das afinidades de substrato entre várias bactérias ruminais: um possível fator determinante da competição bacteriana no rúmen. **Appl. Environ. Microbiol**, p. 531-536, 1979.

RUSSEL, J.B.; DOMBROWSKi, D.B. Efeito do pH na eficiência do crescimento de culturas puras de bactérias ruminais em cultura contínua. **Appl. Environ. Microbiol**, p. 604-610, 1980.

RUSSELL, J.B.; MANTOVANI, H.C. The bacteriocins of ruminal bacteria and their potential as an alternative to antibiotics. **J. Mol. Microbiol. Biotechnol.**, v. 4, p. 347355, 2002.

RUSSEL, J.B.; WILSON, D.B. Por que as bactérias celulolíticas são incapazes de digerir celulose em pH baixo? **J. Dairy Sci.**, v. 79, p. 1503-1509, 1996.

SALOHEIMO, M.; PAKULA, T.M. A carga e o sistema de transporte: proteínas secretadas e secreção proteica em *Trichoderma reesei* (*Hypocrea jecorina*). **Microbiologia**, v. 158, p. 46-57, 2012.

SHRIVER, B.J.; HOOVER, W.H.; SARGENT, J.P.; et al. Fermentação de uma dieta rica em concentrado afetada pelo pH ruminal e fluxo de digesta. **J. Dairy Sci.**, v. 69, p. 413-419, 1986.

STRAUSS, J.; MACH, R.L.; ZEILINGER, S.; et al. Cre1, a proteína repressora de catabólitos de carbono de *Trichoderma reesei.* **FEBS Lett.**, v. 376, p. 103-107, 1995.

SUTO, M.; TOMITA, F. Mecanismo de indução e repressão de catabólitos da celulase em fungos. **J. Biosci. Bioeng.**, v. 92(4), p. 305-311, 2001.

TAHA, A.S.J.; TAHA, A.J.; FAISAL, Z.G. Purificação e estudo cinético da celulase produzida por *Trichoderma viride* local. **Int'l Journal of Advances in Chemical Eng. & Biological Sciences (IJACEBS)**, v. 1(2), p. 172-175, 2014.

THERION, J.J.; KISTNER, A.; KORNELIUS, J.H. Effect of pH on growth rates of rumen amydolytic and lactilytic bacteria. **Appl. Environ. Microbiol**, p. 428-434, 1982.

TILBURN, J.; SARKAR, S.; WIDDICK, D.A.; et al. O fator de transcrição *Aspergillus* PacCzinc finger medeia a regulação de genes expressos em ácido e alcalino pelo pH ambiente. **EMBO J.**, v. 14, p. 779-790, 1995.

VAHERI, M.; LEISOLA, M.; KAUPPINEN, V. Produtos de transglicosilação do sistema de celulase de *Trichoderma reesei*. **Biotecnologia**, v. 1, p. 696-699, 1979.

van PEIJ, N.N.; VISSER, J.; de GRAAFF, L.H. Isolamento e análise de xlnR, que codifica um ativador transcricional que coordena a expressão xilanolítica em *Aspergillus niger*. **Mol. Microbiol**, v. 27, p. 131-142, 1998.

VOIGT, J.; JENTSCH, W.; KUHLA, S.; et al. Rumen fermentation and retention time of the digesta in growing cattle of the breeds Black-White Dairy Cattle, Galloway, and Highland. **Arch. Tierz. Dummerstorf**, v. 43(6), p. 609-620, 2000.

WANG, W.; REID, S.J.; THOMSON, J.A. Transcriptional regulation of an endoglucanase and a cellodextrinase gene in *Ruminococcus flavefaciens* FD-1. J. **Gen. Microbiol**, v. 139, p. 1219-1226, 1993.

WANG, G.; ZHANG, X.; WANG, L.; et al. A atividade e as propriedades cinéticas das celulases em substratos contendo íons metálicos e radicais ácidos. **Avanços em Química Biológica**, v. 2, p. 390-395, 2012.

WEIMER, P.J.; LOPEZ-GUISA, J.M.; FRENCH, A.D. Efeito da estrutura fina da celulose na cinética da sua digestão por microrganismos ruminais mistos *in vitro*. **Appl. Environ. Microbiol**, p. 2421-2429, 1990.

WEIMER, P.J.; WAGHORN, G.C.; ODT, C.L.; et al. Effect of diet on populations of three species of ruminal cellulolytic bacteria in lactating dairy cows. **J. Dairy Sci.**, v. 82, p.122-134, 1999.

WOLKER, M.; THOMSON, J.A. Transcriptional induction and expression of the endoglucanase *celA* from a ruminal *Clostridium* sp. ("*C. longisporum*"). **J. Bacteriol**, p. 4805-4808, 1995.

YANG, H.; DAI, Y.; ZHANG, Y.; et al. Purificação e caraterização de uma endo- 1,4-β-glucanase de *Bacillus cereus*. **Afr. J. Biotechnol.**, v. 10(72), p. 16277-16285, 2011.

ZHANG, F.; BAI, F.; ZHAO, X. Produção melhorada de celulase de *Trichoderma reesei* Rut-C30 por engenharia com uma biblioteca artificial de proteínas de dedo de zinco. **Biotechnol. J.**, v. 11, p. 1282-1290, 2016.

ZHANG, G.; LI, S.; XUE, Y.; et al. Efeitos dos sais na atividade da celulase halofílica com atividade de glucomananase isolada de *Bacillus* sp. BG-CS10 alcalifílico e halofílico. **Extremophiles**, v. 16, p. 35-43, 2012.

ZHANG, X.; LI, Y.; ZHAO, X.; BAI, F. Produção constitutiva de celulase a partir de glucose utilizando a estirpe recombinante de *Trichoderma reesei* que sobreexpressa um ativador de transcrição artificial. **Bioresour. Technol.**, v. 223, p. 317-322 2017.

ZOU, G.; SHI, S.; JIANG, Y.; et al. Construção de um sistema de hiperexpressão de celulase em *Trichoderma reesei* por engenharia de promotores e enzimas. **Microbial Cell Factories**, v. 11, 2012. Availablefrom : <https://www.ncbi.nlm.nih.gov/pubmed/22314137>. Acedido em 26 de outubro de 2018.

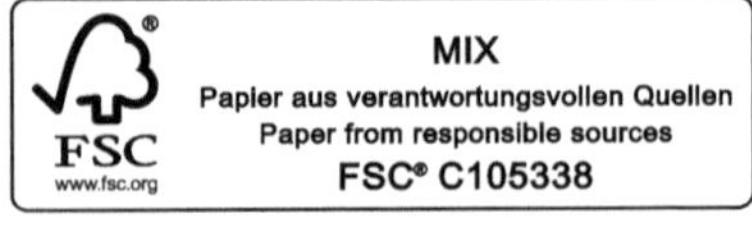

Printed by Books on Demand GmbH, Norderstedt / Germany